日本摂食嚥下リハビリテーション学会eラーニング対応

第3分野
摂食嚥下障害の評価
Ver.4

日本摂食嚥下リハビリテーション学会 編集

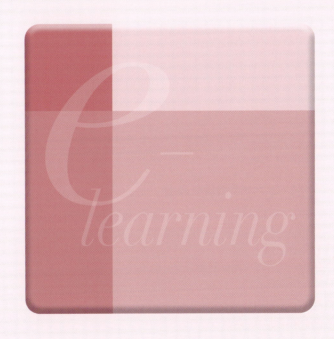

医歯薬出版株式会社

編集（日本摂食嚥下リハビリテーション学会教育委員会「摂食嚥下障害の評価」担当．
　　　＊同委員会委員長，＊＊委員外確認者）

　出江紳一＊：鶴巻温泉病院副院長
　戸原　玄：東京科学大学大学院医歯学総合研究科老化制御学講座摂食嚥下リハビリテーション学分野教授
　尾﨑研一郎：足利赤十字病院リハビリテーション科副部長
　山口浩平＊＊：東京科学大学大学院医歯学総合研究科老化制御学講座摂食嚥下リハビリテーション学分野講師

執筆者一覧（執筆順）

　青柳陽一郎：日本医科大学大学院医学研究科リハビリテーション学分野教授
　加賀谷　斉：国立長寿医療研究センター副院長，リハビリテーション科部長
　深田　順子：愛知県立大学看護学部教授
　小山　珠美：NPO法人 口から食べる幸せを守る会理事長
　山口　浩平：東京科学大学大学院医歯学総合研究科老化制御学講座摂食嚥下リハビリテーション学分野講師
　戸原　玄：東京科学大学大学院医歯学総合研究科老化制御学講座摂食嚥下リハビリテーション学分野教授
　中川　量晴：東京科学大学大学院医歯学総合研究科老化制御学講座摂食嚥下リハビリテーション学分野准教授
　中山　渕利：日本大学歯学部摂食機能療法学講座准教授
　野原　幹司：大阪大学大学院歯学研究科顎口腔機能治療学准教授
　藤井　航：九州歯科大学歯学部口腔保健学科多職種連携推進ユニット教授
　太田喜久夫：藤田医科大学医学部ロボット技術活用地域リハビリ医学教授
　木下　憲治：北海道医療大学病院歯科客員教授
　武原　格：東京都リハビリテーション病院リハビリテーション科部長
　柴田　斉子：藤田医科大学医学部リハビリテーション医学講座准教授
　馬場　尊：足利赤十字病院リハビリテーション科部長
　北住　映二：心身障害児総合医療療育センター
　國枝顕二郎：岐阜大学大学院医学系研究科脳神経内科学分野併任講師
　　　　　　　浜松市リハビリテーション病院リハビリテーション科

日本摂食嚥下リハビリテーション学会教育委員会

出江紳一（委員長），石野智子（～ 2024年），尾﨑研一郎，工藤美香（2024年～），重田律子，
小山珠美（～ 2024年），柴田斉子，戸原玄，中尾真理，中山渕利，弘中祥司，福永真哉，
山根由起子（2024年～），渡邉理沙

This book is originally published in Japanese
under the title of：

NIHON SESSHOKU-ENGE RIHABIRITESHON GAKKAI I RANINGU TAIO
DAI 3 BUNYA SESSHOKU-ENGE SHOGAI-NO HYOKA BAJON 4
(Based on The Japanese Society of Dysphagia
Rehabilitation e-learning programs
"3. Evaluating Dysphagia" Ver. 4)

Editor：

The Japanese Society of Dysphagia Rehabilitation

ⓒ 2011 1st ed.
ⓒ 2025 4th ed.

ISHIYAKU PUBLISHERS, INC.
　7-10, Honkomagome 1 chome, Bunkyo-ku,
　Tokyo 113-8612, Japan

シリーズ Ver. 4 発行にあたって

　日本摂食嚥下リハビリテーション学会（以下，学会）の会員数は15,000人を超え，さらに増加を続けている．また認定士は4,000人を超え，会員のなかで認定士が占める割合も増加している．それぞれの地域のニーズに対して未だ充足しているとはいえないにしても，このような普及は世界的にも例をみない．これは日本の医療者が「食」というQOLをいかに大切に扱ってきたかを反映していると思われる．

　誰でもが最初は初心者である．教育-研究-臨床実践は一体であり，知識を実践し，疑問を研究に結びつけ，その努力が新たな知識を生みだす．摂食嚥下リハビリテーションという学際科学の発展は，30年前の初心者が地道に努力を続けてきた結果であることは間違いないが，そのような臨床家が集まり知見を交換する場を提供し，さらに教育コンテンツとして誰でもがアクセスできるようにした学会の意義は大きいと考える．

　本書は，学会インターネット学習システム（eラーニング）の参考書である．令和6年度のeラーニング改訂にあわせて本書も改訂されることとなり，ここに上梓されるに至った．今改訂においても新たなコンテンツの作成にあたられた方々をはじめとして関係各位に感謝申し上げる．現在の学問と臨床の水準にあわせてそれぞれのコンテンツを改訂したことに加えて，概念を整理するために内容の移動など編集にも注意を払った．今回新たに加わった項目として，「原因疾患：認知症」「コーチング」「気管カニューレ」「小児に対する画像検査の適応と実際」がある．病態を深く理解するとともに，患者・家族とのコミュニケーションを大切にして多職種協働を実践することがこの分野でも求められている．

　本書の内容は，摂食嚥下リハビリテーションの実践において多職種が連携するための共通言語である．学会認定士を目指す方はもちろん，すでに専門家として活躍されている方々が，周囲のスタッフを巻き込んで連携するための教育ツールとして活用することもできるだろう．本書が患者さんのために日々努力されている臨床家や教育者の役に立つことを願っている．

令和6年11月

一般社団法人日本摂食嚥下リハビリテーション学会
教育委員会委員長　**出江紳一**

シリーズ Ver. 3 発行にあたって

　日本摂食嚥下リハビリテーション学会（以下，学会）の会員数は15,000人を超え，毎年1,000人以上のペースで増加している．認定士は3,000人を超える．それぞれの地域のニーズに対して未だ充足しているとはいえないにしても，このような普及は世界的にも例をみない．これは日本の医療者が「食」というQOLをいかに大切に扱ってきたかを反映していると思われる．

　誰でもが最初は初心者である．教育-研究-臨床実践は一体であり，知識を実践し，疑問を研究に結びつけ，その努力が新たな知識を生みだす．摂食嚥下リハビリテーションという学際科学の発展は，30年前の初心者が地道に努力を続けてきた結果であることは間違いないが，そのような臨床家が集まり知見を交換する場を提供し，さらに教育コンテンツとして誰でもがアクセスできるようにした学会の意義は大きいと考える．

　本書は，学会インターネット学習システム（eラーニング）の参考書である．令和元年度のeラーニング改訂にあわせて本書も改訂されることとなり，ここに上梓されるに至った．今改訂においても新たなコンテンツの作成にあたられた方々をはじめとして関係各位に感謝申し上げる．現在の学問と臨床の水準にあわせてそれぞれのコンテンツを改訂したことに加えて，概念を整理するために内容の移動など編集にも注意を払った．特に項目として新たにサルコペニア（第5分野）を立てたのは，高齢者の嚥下障害関連肺炎と摂食嚥下障害，およびサルコペニアの関連が注目されるとともに，その知見が集積されつつあることによる．

　本書の内容は，摂食嚥下リハビリテーションの実践において多職種が連携するための共通言語である．学会認定士を目指す方はもちろん，すでに専門家として活躍されている方々が，周囲のスタッフを巻き込んで連携するための教育ツールとして活用することもできるだろう．本書が患者さんのために日々努力されている臨床家や教育者の役に立つことを願っている．

令和2年5月

一般社団法人日本摂食嚥下リハビリテーション学会
教育委員会委員長　**出江紳一**

シリーズ Ver. 2 発行にあたって

　本書は，日本摂食嚥下リハビリテーション学会インターネット学習システム（eラーニング）の参考書である．平成27年度のeラーニング改訂に合わせて本書も改訂されることとなり，ここに上梓されるに至った．これまで同学会認定制度の確立，eラーニングの立ち上げ，そして認定事業の継続と発展に携わってこられた関係各位に深く敬意を表する次第である．

　いうまでもなく摂食嚥下リハビリテーションは多職種協同の営みであり，疾患の急性期から生活期までの，すべての時期で重要な役割を演じるだけでなく，予防的な対応を含めると，ほとんどすべての国民に関係するといっても過言ではない．学会発足から20年が過ぎ，摂食嚥下リハビリテーションは専門性を深化させてきた．その多様で広汎な知識と技術のなかから，共通の基本的な医療関連知識を明示することが，専門領域の社会的責任として求められることになる．その意味で，誰でもが入手できる本書の意義は大きい．

　内容は，摂食嚥下の基本的理解，摂食嚥下障害の評価，同障害へのさまざまな対応等が網羅されており，それぞれの領域の第一人者により平易に述べられている．本書の基本的知識は日本摂食嚥下リハビリテーション学会認定士を目指す方はもちろん，すべての保健・医療・福祉関係者に有用であると思われる．より多くの方々が本書を参考書として摂食嚥下リハビリテーションの基本を学び，日々の実践に活かして下さることを願っている．

平成27年6月

一般社団法人日本摂食嚥下リハビリテーション学会
教育委員会委員長　**出江紳一**

シリーズ刊行に寄せて（Ver. 1 収載）

　日本摂食・嚥下リハビリテーション学会は，摂食・嚥下リハビリテーションにかかわる多職種が集まり，患者ニーズに対し協力的，効率的，合目的に対応を考えるという trans disciplinary な対応を可能とすべく，1996 年 9 月に発足した．以来，本分野の研究，発展，普及に努めており，現在では会員数が 6,000 名を超えている．また，2009 年 8 月には一般社団法人となり，急速に高まる社会的ニーズに応えるべく法人格を取得し，アイデンティファイされることとなった．

　本学会は，この法人格取得と同時に認定士制度を設けた．その目的は，認定士制度規約の第 1 条に記されているが，「『日本摂食・嚥下リハビリテーション学会認定士』制度は，日本摂食・嚥下リハビリテーション学会総則第 2 条『摂食・嚥下リハビリテーションの啓発と普及，その安全で効果的な実施のために貢献する』を積極的に具現化するために，摂食・嚥下リハビリテーションの基本的な事項と必要な技能を明確化し，それらの知識を習得した本学会の会員を認定することを目的とする」である．本領域の活動は，多職種が担う．そのため，摂食・嚥下リハビリテーションを行うに当たって，当該職種が知っておかなくてはならない共通の知識，そして各職種の適応と制限に関する知識を明確化しておくことは，学会の重要な責務であろう．また，そのような知識を有するものを学会が認定し，その知識レベルを保証することは大変意義深い．

　この知識は，われわれの活動の基礎になるものである．そして，その学習方法の一つが，本書の骨子となる e ラーニングにあたる．この概要は，インターネット上で体系的に 6 分野 78 項目に分類された最重要事項を供覧することで，上記のような共通知識の整理をはかるものである．そして，この課程を修めることが，認定士受験資格の重要な要件の一つとなる．

　さらに，認定士の展開としては，認定を得たものがそれぞれの専門職種において，より専門的な知識や技能を修得できるような構造が望ましいと考えられる．例えば，この認定士資格をもつものが，高度な実習を要するセミナーに参加ができるなどである．また，関連する他の学会の学会員が，この認定士の水準を十分に備えていると認められるような場合は，申請により認定士の資格を与えるなど，関連学会と発展的な関係を築く基盤となる．

　今回，ここに上記のような e ラーニング各分野の学習内容をもとに，書籍を刊行することになった．それは，e ラーニング受講者の学習の便をはかるとともに，より多くの人に必要最低限の共通知識を知ってもらい，本領域がいっそう伝播することを企図したことによる．

　そうして学習基盤を整理することで関係職種の多くの方が本学会へ参加できるようになり，それによって摂食・嚥下障害を有する患者の幸せに少しでも寄与することができれば，望外の喜びである．

2010 年 8 月

一般社団法人日本摂食・嚥下リハビリテーション学会
理事長　**才藤栄一**

緒　言（Ver. 1収載）

　本書は，日本摂食・嚥下リハビリテーション学会インターネット学習システム（eラーニング）の参考書である．eラーニングによる学習を支援することを目的とし，eラーニングコンテンツを踏襲した内容で構成されている．内容は豊富で網羅的なので，日本摂食・嚥下リハビリテーション学会会員以外の方々にもおおいに参考にしていただけるものになっている．

　eラーニングは，2010年7月16日に開講した．その構想は2007年に認定制を計画することが決まり，認定士としてふさわしい知識をどのように会員に伝達するかを検討する過程で始まった．当初は研修会を日本各所で開催し，これらを受講した会員が認定士試験受験資格を得るという従来型の案もあったが，日本摂食・嚥下リハビリテーション学会会員の職種は，非常に広範囲にわたるので，共通の基本的な医療関連知識を担保する必要があった．たとえば，医療の総論的な内容やリスク管理の知識は教育環境にいる人たちにはあまり馴染みがないかもしれないが，このような知識は学会認定士にとっては必須事項になるべきである．

　このような広い内容を含めると，およそ20時間に相当するセミナーが必要になる．これを研修会のスタイルで行うには，物理的，経済的に困難だった．また，日本摂食・嚥下リハビリテーション学会会員は，少人数職場に従事しているため気軽に学会や研修会に参加しにくい環境にあることも多い．このような背景から，当時の資格制度準備委員会（現認定委員会）は，認定士試験受験資格としてのeラーニング構想を理事会に提案し，理事会において歓迎をもって受理され，学会の最重点課題の一つになった．

　2008年の第14回学術大会では，総会，シンポジウムでこの構想を発表し，理解をいただいた．その後，2年の歳月を経て，何とか準備が整い，2010年7月，開講に至った．

　コンテンツの作成は，日本摂食・嚥下リハビリテーション学会認定士のうち資格制度準備委員会で推薦し，理事会で承認された各分野の専門家76名と認定委員20名が分業してあたった．内容に関しては，コンテンツの作成者と認定委員との間で調整を行った．この作業は困難なこともあったが，各コンテンツは工夫された．また，最初の構想では必要最低限の知識を中心に構成される予定だったが，この域を大きく超えて，非常に充実した内容になった．

　実際のeラーニングをご覧いただくとわかるが，1コンテンツ10から15枚程度のスライドに，解説文が付随し，それを読み進め，最後に確認問題をして1コンテンツが終了するという構成になっている．動画なども多用してあり非常にわかりやすい内容である．しかし，一度学習が終了したあとに，再度確認したいということもあるだろうし，もう少し詳しい解説がほしいということもあるだろう．

　本書はこのような要望に対応することを目的に出版された．より多くの方に，有効に活用していただけることを願っている．

2010年8月

一般社団法人日本摂食・嚥下リハビリテーション学会
認定委員会委員長　馬場　尊

CONTENTS

シリーズ Ver.4 発行にあたって／*iii*　シリーズ Ver.3 発行にあたって／*iv*
シリーズ Ver.2 発行にあたって／*v*　シリーズ刊行に寄せて（Ver.1）／*vi*　緒 言（Ver.1）／*vii*
e ラーニング書籍版全体項目／*xiv*

§8　患者観察のポイント

24　主訴・病歴・問診　（青柳陽一郎）*2*

- Chapter 1　病歴聴取・問診の目的 …… *2*
- Chapter 2　摂食嚥下障害の主訴①―先行期～口腔期の障害が疑われる訴え― …… *2*
- Chapter 3　摂食嚥下障害の主訴②―咽頭期，食道期の障害が疑われる訴え― …… *3*
- Chapter 4　病歴聴取 …… *3*
- Chapter 5　病歴聴取のポイント① …… *3*
- Chapter 6　病歴聴取のポイント② …… *4*
- Chapter 7　問診 …… *4*
- Chapter 8　摂食嚥下障害を疑うおもな症状 …… *4*
- Chapter 9　湿性嗄声 …… *5*
- Chapter 10　栄養・食事の摂取状況 …… *5*
- Chapter 11　摂食状況スケール …… *5*
- Chapter 12　薬物の使用 …… *6*
- Chapter 13　認知能力 …… *6*

25　全身症状，局所症状　（加賀谷　斉）*7*

- Chapter 1　摂食嚥下障害を疑う全身症状 …… *7*
- Chapter 2　高齢者の誤嚥性肺炎の徴候 …… *7*
- Chapter 3　摂食嚥下障害を疑う口腔内所見 …… *7*
- Chapter 4　食事姿勢 …… *8*
- Chapter 5　摂食嚥下障害を疑う患者の神経学的所見 …… *8*
- Chapter 6　摂食嚥下におもに関係する脳神経 …… *8*
- Chapter 7　摂食嚥下障害を疑う患者の構音評価 …… *9*

§9　スクリーニングテスト

26　質問紙・包括的評価　（深田順子，小山珠美）*12*

- Chapter 1　スクリーニングテストで用いる質問紙の条件 …… *12*
- Chapter 2　国内における質問紙・包括的評価 …… *12*
- Chapter 3　聖隷式嚥下質問紙の構造・信頼性・精度 …… *13*
- Chapter 4　聖隷式嚥下質問紙の評価・判定方法 …… *14*
- Chapter 5　嚥下障害リスク評価尺度改訂版の構造・信頼性・精度 …… *14*
- Chapter 6　嚥下障害リスク評価尺度改訂版の評価・判定方法 …… *15*
- Chapter 7　嚥下障害リスク他者評価尺度の構造・信頼性・精度 …… *15*
- Chapter 8　嚥下障害リスク他者評価尺度の評価・判定方法 …… *16*

Chapter 9	Eating Assessment Tool-10 (EAT-10) 日本語版の構造・信頼性・精度 ··············· 16
Chapter 10	Eating Assessment Tool-10 (EAT-10) 日本語版の評価・判定方法 ··············· 17
Chapter 11	KTバランスチャート ··············· 17
Chapter 12	KTバランスチャートの標価指標とその構造・信頼性・精度 ··············· 17
Chapter 13	KTバランスチャートの評価サイクル ··············· 18
Chapter 14	質問紙および包括的評価実施時の留意点 ··············· 20
参考	Cronbach（クロンバック）のα係数について ··············· 13

27　摂食嚥下障害の評価（スクリーニングテスト）
（山口浩平, 戸原　玄）21

Chapter 1	スクリーニングテストとは ··············· 21
Chapter 2	感度・特異度・有病正診率・無病正診率・一致率 ··············· 21
Chapter 3	反復唾液嚥下テスト（RSST：repetitive saliva swallowing test） ··············· 22
Chapter 4	水飲みテスト ··············· 22
Chapter 5	改訂水飲みテスト（MWST：modified water swallowing test） ··············· 22
Chapter 6	フードテスト（FT：food test） ··············· 23
Chapter 7	改訂水飲みテストおよびフードテストの評価の流れ ··············· 23
Chapter 8	咳テスト（CT：cough test） ··············· 23
Chapter 9	咳テストとMWSTの組み合わせ ··············· 24
Chapter 10	サクサクテスト（SST：Saku-Saku Test） ··············· 25
Chapter 11	スクリーニングテストの考え方 ··············· 25
Chapter 12	スクリーニングテストの適用の仕方 ··············· 26

28　その他のスクリーニングテスト
（中川量晴）27

| Chapter 1 | はじめに ··············· 27 |
| Chapter 2 | さまざまな水飲みテスト ··············· 27 |

　　1）3 oz water swallow test…27　　2）100 mL water swallow test…27

Chapter 3	簡易嚥下誘発試験（S-SPT） ··············· 28
Chapter 4	頸部聴診 ··············· 29
Chapter 5	頸部聴診の判定 ··············· 29
Chapter 6	頸部聴診手技の例 ··············· 29
Chapter 7	着色水テスト ··············· 30
Chapter 8	サクサクテスト（SST） ··············· 31
Chapter 9	動脈血酸素飽和度（SpO_2） ··············· 31

29　医療機器による評価
（中山渕利）33

Chapter 1	評価法の意義 ··············· 33
Chapter 2	測定時の注意点 ··············· 33
Chapter 3	予備力とは ··············· 34
Chapter 4	舌圧測定 ··············· 34

Chapter 5	舌圧測定法の一例	35
Chapter 6	開口力測定	35
Chapter 7	開口力測定法の一例	36
Chapter 8	咬合力測定	36
Chapter 9	咬合力測定の一例	37
Chapter 10	咀嚼機能評価	37
Chapter 11	咀嚼能力検査システム	37

§10 嚥下内視鏡検査

30 概要・必要物品・管理 （野原幹司）40

Chapter 1	はじめに	40
Chapter 2	嚥下内視鏡検査の概要と目的	40
Chapter 3	嚥下内視鏡検査の利点と欠点，嚥下内視鏡と嚥下造影の比較	40
Chapter 4	電子スコープとファイバースコープ	41
Chapter 5	嚥下内視鏡検査用機器のユニットの一例	42
Chapter 6	内視鏡取り扱いの注意	43
Chapter 7	内視鏡画像の特徴	43
Chapter 8	嚥下内視鏡検査	44
Chapter 9	挿入時の麻酔	44
Chapter 10	検査用食品	45
Chapter 11	食用色素の利用と内視鏡画像	45
Chapter 12	緊急時のための準備物	46
Chapter 13	消毒方法	47

31 検査の実際・合併症とその対策 （藤井 航）48

1：検査の実際 ... 48

Chapter 1	ファイバースコープおよび周辺機器の準備・問診	48
Chapter 2	用意したい物品	48
Chapter 3	ピンセット・吸引器	49
Chapter 4	ファイバースコープの挿入	49
Chapter 5	ファイバースコープの挿入　下鼻甲介下方から	50
Chapter 6	ファイバースコープの挿入　下鼻甲介下方からの挿入例	50
Chapter 7	ファイバースコープの挿入　下鼻甲介上方から	51
Chapter 8	除痛	51
Chapter 9	付着物への対処法	51

2：合併症とその対策 ... 52

Chapter 10	失神発作	52
Chapter 11	鼻出血・咽頭出血	52
Chapter 12	声帯損傷・喉頭痙攣	53

32 正常所見・異常所見・小児の検査の要点
（太田喜久夫，木下憲治）54

Chapter 1	はじめに	54
Chapter 2	内視鏡画像のオリエンテーション	54
Chapter 3	嚥下内視鏡の観察部位	55
Chapter 4	嚥下内視鏡での観察：正常所見	55
Chapter 5	鼻咽頭（上咽頭）・鼻腔閉鎖機能の観察	56
Chapter 6	口腔咽頭（中咽頭）・喉頭蓋の観察	57
Chapter 7	喉頭蓋後方（背側）からの観察	57
Chapter 8	喉頭閉鎖機能の間接的評価	58
Chapter 9	健常者の嚥下内視鏡画像の実際	58
Chapter 10	体位組み合わせ効果の理解	60
Chapter 11	体位組み合わせ効果の例	60
Chapter 12	体位組み合わせ効果（VE画像）	61
Chapter 13	唾液誤嚥例（急性期脳出血患者の動画）	61
Chapter 14	とろみ液誤嚥例（認知症患者の動画）	62
Chapter 15	NG-tubeによる嚥下機能の弊害（急性期脳出血患者の動画）	62
Chapter 16	反回神経麻痺（Wallenberg症候群患者の動画）	62
Chapter 17	小児に対する嚥下内視鏡検査の特色	63
Chapter 18	小児に対する嚥下内視鏡検査の要点	64
Chapter 19	観察項目① 鼻咽腔の評価；鼻咽腔閉鎖機能・食塊の逆流	64
Chapter 20	観察項目② 咽頭腔の評価；喉頭前庭・咽頭腔の狭窄，舌根の後退（沈下）	65
Chapter 21	観察項目③ 喉頭前庭，下咽頭部；両側披裂の腫脹	65
Chapter 22	観察項目④ 喉頭前庭，下咽頭部；唾液の貯留	66
Chapter 23	観察項目⑤ 咽頭腔；経管栄養チューブの走行	67
Chapter 24	観察項目⑥ 嚥下時の食塊評価	67
Chapter 25	観察項目⑦ 誤嚥の評価	68

§11 嚥下造影
33 概要・必要物品・造影剤
（武原　格）72

Chapter 1	はじめに	72
Chapter 2	嚥下造影とは（概要）	72
Chapter 3	検査の目的	72
Chapter 4	必要物品①	73
Chapter 5	必要物品②	73
Chapter 6	検査椅子・観察システム	74
Chapter 7	記録速度	75
Chapter 8	造影剤	75
Chapter 9	造影剤の副作用について	76
Chapter 10	造影剤の種類と特徴	76

CONTENTS

- Chapter 11　造影剤の誤嚥による死亡事故報告例 …… 77
- Chapter 12　造影剤誤嚥の動物実験 …… 77
- Chapter 13　検査食品 …… 77

34　検査の実際・合併症とその対策（嚥下造影）　（柴田斉子）79

- Chapter 1　嚥下機能評価の実際 …… 79
- Chapter 2　VFとVEの比較 …… 80
- Chapter 3　VF・VEのどちらを選択するか …… 80
- Chapter 4　説明と同意 …… 82
- Chapter 5　検査の目的 …… 82
- Chapter 6　VFの合併症①　放射線被曝 …… 82
  - 1）患者の被曝…82　　2）検査者の散乱線被曝…83
- Chapter 7　VFの合併症②　誤嚥・嘔吐 …… 84
- Chapter 8　VFの合併症③　造影剤の副作用 …… 85
  - 1）アナフィラキシーショック…85　　2）消化管穿孔，腹膜炎…86
- Chapter 9　VFの合併症を防ぐために …… 87
- Chapter 10　VFの進め方 …… 87
  - 1）開始体位…87　　2）検査食の種類，順番，量…88　　3）代償手段を試す…89
- Chapter 11　姿勢調整 …… 89
- Chapter 12　嚥下手技 …… 91
- Chapter 13　結果の解釈，方針決定 …… 91

35　嚥下造影の正常像・異常像　小児に対する嚥下造影の要点　（馬場　尊，北住映二）93

- Chapter 1　はじめに …… 93
- Chapter 2　嚥下造影でみる解剖（側面像） …… 93
- Chapter 3　嚥下造影でみる解剖（正面像） …… 94
- Chapter 4　正常の嚥下造影　液体嚥下（10mL 側面像） …… 95
- Chapter 5　正常の嚥下造影　液体嚥下（10mL 正面像） …… 95
- Chapter 6　正常の嚥下造影　咀嚼嚥下（側面像） …… 97
- Chapter 7　正常の嚥下造影　咀嚼嚥下（正面像） …… 97
- Chapter 8　誤嚥の種類とその要因 …… 98
- Chapter 9　誤嚥の嚥下造影　嚥下前誤嚥 …… 99
- Chapter 10　誤嚥の嚥下造影　嚥下中誤嚥 …… 99
- Chapter 11　誤嚥の嚥下造影　嚥下後誤嚥 …… 100
- Chapter 12　咀嚼嚥下の誤嚥 …… 101
- Chapter 13　咽頭残留 …… 101
- Chapter 14　頸部回旋の効果 …… 102
- Chapter 15　4D-CTによる嚥下造影 …… 102
- Chapter 16　小児の嚥下造影の特徴 …… 103
- Chapter 17　使用する造影剤 …… 103
- Chapter 18　姿勢調整 …… 104
- Chapter 19　検査の進め方 …… 104

Chapter 20	定頸のない児のリクライニング効果	105
Chapter 21	頸部過伸展（後屈）で誤嚥する例	106
Chapter 22	結果の解釈	106

§12　重症度分類

36　摂食嚥下障害臨床的重症度分類　摂食嚥下能力グレード／摂食嚥下状況のレベル （國枝顕二郎, 加賀谷　斉）110

Chapter 1	はじめに	110
Chapter 2	摂食嚥下臨床的重症度分類（Dysphagia Severity Scale；DSS）	110
Chapter 3	DSSと食事	110
Chapter 4	DSSと対応方法	111
Chapter 5	DSSの判定	112
Chapter 6	摂食状況スケール	113
Chapter 7	摂食嚥下能力グレード／摂食嚥下状況のレベル	113
Chapter 8	摂食嚥下能力グレード	113
Chapter 9	摂食嚥下状況のレベル（Food Intake LEVEL Scale；FILS）	114
Chapter 10	摂食嚥下能力グレード／摂食嚥下状況のレベルの判定	115
Chapter 11	摂食嚥下能力グレード／摂食嚥下状況のレベルの使い方	115
Chapter 12	Functional Oral Intake Scale（FOIS）	116
Chapter 13	FOISと摂食嚥下状況のレベル（FILS）の違い	117

索　引 …… 118

本書は，日本摂食嚥下リハビリテーション学会eラーニングの内容に対応した書籍となっています．eラーニングの受講方法等につきましては，日本摂食嚥下リハビリテーション学会のホームページをご参照下さい．

e ラーニング書籍版全体項目

分野（第1段階）	授業科目（第2段階）	コース（第3段階）	no.	管理者（敬称略）
摂食嚥下リハビリテーションの全体像（第1分野）	1. 総論	リハビリテーション医学総論	1	才藤栄一
		摂食嚥下のリハビリテーション総論	2	向井彰夫
	2. 解剖・生理	構造（解剖）	3	依田光正
		機能（生理）	4	下宮園 恵
		嚥下モデル：4期モデル・プロセスモデル・5期モデル	5	松尾浩一郎
	3. 原因と病態	嚥下各期の障害	6	飯田貴俊
		原因疾患：脳卒中	7	重松 孝、藤島一郎
		原因と病態：神経筋疾患	8	野崎園子
		咽頭部感覚による嚥下障害	9	藤本保志
		原因疾患：認知症	10	山田律子
		加齢と摂食嚥下機能	11	辻村恭憲
		合併症：誤嚥性肺炎・窒息・低栄養・脱水	12, 13	小口和代、藤谷順子
摂食嚥下リハビリテーションの前提（第2分野）	4. リスク回避	リスク回避のための基礎知識：体位など ドレナージ・スクイージング・ハフィング	14, 15	永見慎輔
		誤嚥への対応法：窒息・咽頭への対処法	16	俵 祐一、神津 玲
		リスク回避に有用な機器と使い方	17	鈴木進悟
	5. 感染対策	感染予防総論	18	市村久美子
		食中毒の防止	19	石野智子
	6. 医療における対話	コーチング	20	出江紳一
	7. 関連法規・制度	訓練実施に関連する医療関係法規	21	鎌倉やよい
		摂食嚥下リハビリテーションにかかわる診療報酬	22	小野木啓子
		摂食嚥下リハビリテーションにかかわる介護報酬	23	植田耕一郎
摂食嚥下障害の評価（第3分野）	8. 患者観察のポイント	主訴・病歴・問診	24	青柳陽一郎
		全身症状・局所症状	25	加賀谷斉
	9. スクリーニングテスト	質問紙・包括的評価	26	深田順子、小山珠美
		摂食嚥下障害の評価（スクリーニングテスト）	27	山口浩平、戸原 玄
		その他のスクリーニングテスト	28	中川洋利
		医療機器による評価	29	
	10. 嚥下内視鏡検査	概要・必要物品・管理	30	野原幹司
		検査の実際・合併症とその対策	31	藤井 航
		正常所見・異常所見、小児の検査の要点	32	太田喜久夫、木下憲治
	11. 嚥下造影	概要・必要物品・造影剤	33	武原 格
		検査の実際・合併症とその対策	34	柴田斉子
		造影の正常像・異常像、小児に対する嚥下造影の要点	35	馬場 尊、北住映二
	12. 重症度分類	摂食嚥下障害別の重症度分類 摂食嚥下能力グレード／摂食嚥下状況のレベル	36	國枝顕二郎、加賀谷斉
摂食嚥下リハビリテーションの介入（第4分野）	13. 口腔ケア：総論	口腔ケアの定義、期待される効果	37	尾崎研一郎
		歯・義歯・口腔粘膜の観察	38	渡邊 裕
		唾液の基礎知識	39	菊谷 武
	14. 口腔ケア：各論	口腔ケアの準備、歯の清掃法、必要器具・薬剤	40	柴田享子
		舌・粘膜の清掃法、洗浄・うがい・保湿、必要器具・薬剤	41	石田 瞭
		小児の口腔ケアのポイント	42	水上美樹

分野（第1段階）	授業科目（第2段階）	コース（第3段階）	no.	管理者（敬称略）
摂食嚥下リハビリテーションの介入	15. 間接訓練：総論	間接訓練の概念	43	稲本陽子
		筋力訓練・関節可動域訓練の基礎	44	岡田 茂
	16. 間接訓練：各論	口腔器官の訓練	45	西尾正輝
		鼻咽腔閉鎖・咽頭収縮・咽頭閉鎖訓練	46	倉智雅子
		発声訓練	47	福岡達之
		準備期・口腔期に対する間接訓練	48	熊倉勇美
		咽頭期に対する間接訓練：Thermal tactile stimulation、Shaker 訓練、野嚥治療機器	49	椎名英貴
		咽頭期に対する間接訓練：チューブ嚥下訓練・バルーン拡張法	50	北條京子
		呼吸および頸部・体幹に対する訓練	51	俵 祐一、神津 玲
	17. 直接訓練：総論	直接訓練の概念・開始基準・中止基準	52	小島千枝子、岡田澄子
		段階的摂食訓練の考え方	53	柴本 勇
		気管カニューレ	54	金沢英哲
	18. 直接訓練：各論	直接訓練時の環境設定	55	浅田美江
		直接訓練で用いる嚥下誘発手技	56	岡崎裕子
		体位・頭頸部姿勢の調整	57	栗飯原けい子、岡田澄子
		直接訓練で用いる嚥下手技	58	清水充子
		食事場面の直接訓練	59	小島千枝子
	19. 食事介助	食事場面の観察（中止を考えるとき、条件を守る工夫）	60	石崎直彦
		食具、自助具・食事介助の方法	61	竹市美加
		摂食嚥下障害患者に対する食事介助	62	山内珠美
		認知症（認知機能障害）がある人のときの食事介助	63	福永貴哉
	20. 口腔内装置	食事や機能改善手術・誤嚥防止手術（義歯、PAP、PLP）	64	渡邊 裕、鄭 漢忠
	21. 外科治療		65	津留英智
摂食嚥下障害者の栄養（第5分野）	22. 臨床栄養の基礎	栄養管理の基礎	66	栢下 淳
		栄養スクリーニング・栄養アセスメント	67	小城明子
		リハビリテーション栄養	68	若林秀隆
		サルコペニア	69	若林秀隆
		障害者・高齢者の栄養管理	70	近藤国嗣
	23. 経腸栄養法	経腸栄養の適応・種類と特徴・合併症	71	瀬田 拓
		具体的方法：経鼻経管栄養法・間欠的経管栄養法・胃瘻栄養法	72	藤島一郎、田中直美
	24. 食物形態の調整	食物物性・形態（食物形態の調整）	73	高橋智子
		増粘食品の使用方法	74	三嶋啓人
		調理器具	75	中尾真理恵、栢下 淳
			76	江頭文江
小児の摂食嚥下障害（第6分野）	25. 総論	小児の摂食嚥下リハビリテーションの特殊性、障害の分類と特徴	77	弘中祥司
		摂食嚥下の発達と障害	78	弘中祥司
	26. 原因疾患	構造の異常	79	舘村 卓
		機能の異常	80	弘中祥司、弘 勝
	27. 小児への対応	評価・介入	81	綾野理加
		小児に対する画像検査の適応と実際	82	大久保真衣
		栄養管理	83	近藤和泉

xiv

§8 患者観察のポイント

第3分野 摂食嚥下障害の評価
8―患者観察のポイント

24 主訴・病歴・問診

Lecturer ▶ 青柳陽一郎
日本医科大学大学院医学研究科
リハビリテーション学分野教授

学習目標 *Learning Goals*
- 主訴・病歴・問診の目的，意義がわかる
- 主訴・病歴・問診の実際がわかる

▶ Chapter 1　病歴聴取・問診の目的 →（eラーニング▶スライド1，2）

　主訴から摂食嚥下障害が疑われる場合，詳細に病歴を聴取し問診を行うことで，見逃されていた摂食嚥下障害が発見されることがある．摂食嚥下障害は口腔から胃までの幅広い経路において，精神的なものから癌まで多岐にわたる原因が考えられるため，医療面接による絞り込みは，摂食嚥下障害の診断を進める第一歩であり，スクリーニングとしての役割も担っている（表1）．

　特に脳血管障害の既往，神経筋疾患，頭頸部癌などがある場合，摂食嚥下障害の存在を常に念頭に置き病歴聴取および問診に当たる必要がある．高齢者の診療に際しては，明らかな既往歴がなくても，加齢（サルコペニア，フレイルを含む）による嚥下予備能の低下を念頭に置き診療に臨むべきである．

表1　病歴聴取・問診の目的

1. 摂食嚥下障害のスクリーニング
2. 見逃されていた摂食嚥下障害の発見
3. 摂食嚥下障害の原因診断の足がかり

▶ Chapter 1の確認事項 ▶ eラーニング スライド1，2対応

1. 障害診断という観点における問診の重要性を理解する．

▶ Chapter 2　摂食嚥下障害の主訴①―先行期～口腔期の障害が疑われる訴え―
→（eラーニング▶スライド3）

　摂食嚥下障害の診察は，患者および介護者の主訴を聞くことから始める．一般的な先行期～口腔期の障害の際にみられる主訴を以下に列挙する（色文字は咽頭期，食道期の障害と共通事項）．

1) 食物が口からこぼれる
2) 口腔内が乾燥する
3) 食物が噛みづらい
4) 咀嚼に時間がかかる
5) 飲み込みづらい
6) 自発的に食べない（拒食がある）
7) 口腔内に食物が残る
8) 食事時間が以前より延長した（咀嚼に時間がかかる）
9) 体重が以前より減少した

認知症等で食物認知の問題が生じると，介護者らが自発的に食べない（拒食がある），口腔内に食物が残る，食物が口からこぼれるという訴えが生じる．

また，口腔内が乾燥すると嚥下開始が困難になる．神経筋疾患等により食物が噛みづらい，飲み込みづらいという訴えもある．これらの結果として，食事時間の増加，体重減少が生じる．

▶ Chapter 2の確認事項 ▶ eラーニング スライド3対応
1. 先行期～口腔期障害においてみられる主訴を理解する．
2. 主訴の背景にある原因を押さえられるようになる．

▶ Chapter 3 **摂食嚥下障害の主訴②―咽頭期，食道期の障害が疑われる訴え―**
→（eラーニング▶スライド4）

咽頭期，食道期の障害の際の主訴として，
1) 自発的に食べない（拒食がある）
2) 口腔内に食物が残る
3) 食事時間が以前より増加した
4) 体重が以前より減少した
5) 発熱を繰り返す
6) 痰が増えた
7) 食物が咽頭に残った感じがする
8) 食事中，食後にむせが生じる
9) 食事中，食後に嗄声がある
10) 夜間にせき込む
などがある．
色文字の訴えは，先行期～口腔期の障害と共通する．8)～10)の訴えは誤嚥を疑う．

▶ Chapter 3の確認事項 ▶ eラーニング スライド4対応
1. 咽頭期，食道期障害においてみられる主訴を理解する．
2. 主訴の背景にある原因を押さえられるようになる．

▶ Chapter 4 **病歴聴取** →（eラーニング▶スライド5）

主訴から摂食嚥下障害が疑われる場合，基礎疾患の有無，既往歴（手術，放射線，化学療法を含む），家族歴についての病歴を詳細に聴取する[1]（表2）．

▶ Chapter 5 **病歴聴取のポイント①** →（eラーニング▶スライド6）

病歴聴取のポイントとして，脳血管障害では，発症からどの程度経過しているのか（急性期，回復期，あるいは慢性期なのか），障害部位，単発性なのか多発性なのか，手術の既往を含めた詳細な情報を聴取する．

頭部外傷では，受傷時の重症度，損傷部位に加えて，挿管，気管切開，高次脳機能障害の有無にも注

表2 聴取すべき基礎疾患，既往歴等

1) 脳血管障害（脳梗塞，脳出血，くも膜下出血）
2) 頭部外傷（挿管，気管切開の既往を含む）
3) 頭頸部癌（手術，放射線治療，化学療法の有無を含む）
4) 呼吸器疾患（肺炎，その他の呼吸器疾患）
5) 神経筋疾患（パーキンソン病および関連疾患，筋萎縮性側索硬化症，多発性硬化症，筋ジストロフィー，皮膚筋炎，多発性筋炎，強皮症，シェーグレン症候群，末梢神経障害など）
6) 内科的疾患（糖尿病，高血圧，上部消化管疾患など）
7) 認知症，高次脳機能障害，精神疾患
8) その他：サルコペニア，フレイル，薬物中毒など

意を払う．挿管，気管切開は，頭部外傷患者に限らず，反回神経麻痺や嚥下運動に対して機械的圧迫の原因となるため，確認しておく必要がある．

Chapter 5の確認事項 ▶ eラーニング スライド6対応

1 脳血管障害患者，頭部外傷患者の病歴聴取のポイントを理解する．

Chapter 6　病歴聴取のポイント② → (eラーニング ▶ スライド7)

　パーキンソン病患者では，運動障害や疾患の進行度，内服薬，認知症の有無についても確認しておく．その他の神経筋疾患でも，同様の情報収集が必要であるが，特に筋萎縮性側索硬化症（ALS），多発性硬化症（MS）では延髄病変（もしくは球麻痺症状）の有無についても情報収集する．

　頭頸部癌患者では，腫瘍の大きさ・部位に加えて，手術，放射線治療，化学療法の有無についても情報を得る．大きな腫瘍を切除した患者や放射線治療，化学療法は，摂食嚥下障害のリスクになる．舌の基部に腫瘍がある患者や咽頭部を切除した患者では，摂食嚥下障害を起こす可能性が高い．

Chapter 6の確認事項 ▶ eラーニング スライド7対応

1 パーキンソン病患者，頭頸部癌患者の病歴聴取のポイントを理解する．

Chapter 7　問　診 → (eラーニング ▶ スライド8)

　病歴聴取と同時に，摂食嚥下障害を疑う症状，栄養摂取状況，薬物の使用，認知能力に関する問診を行う．

Chapter 8　摂食嚥下障害を疑うおもな症状 → (eラーニング ▶ スライド9)

　摂食嚥下障害を疑うおもな症状には，表3のようなものがある[2]．
　摂食嚥下障害の症状に関する問診として，質問紙を利用してもよい（参照 ▶ p.12）．

Chapter 8の確認事項 ▶ eラーニング スライド9対応

1 摂食嚥下障害を疑う代表的な症状を理解する．

表3 摂食嚥下障害を疑うおもな症状
摂食嚥下障害の問診として質問紙 (p.12以降参照) を利用してもよい.

- 意識障害
- 嚥下時のむせ
- 咳
- 痰に食物残渣が混入
- 咽頭違和感
- 食物残留感
- 嚥下困難感
- 食欲低下
- 食事時間の延長
- 食事内容の変化
  (嚥下しやすいものを食べている)
- 食べ方の変化
  (一定の方向を向く,汁ものと交互に食べるなど)
- 食事中の疲労
- 流涎
- 構音障害
- 湿性嗄声
- 口腔顔面失行
- 反復する呼吸器感染・発熱
- 基礎疾患のない体重減少
- 尿量減少
- 脱水症状

▶ Chapter 9　湿性嗄声 → (eラーニング ▶ スライド10)

　湿性嗄声 (wet hoarseness, gargling voice) とは, 声帯周囲に唾液や誤嚥したものが付着したときに起こる声質の変化で, 湿ったガラガラ声「ゴロゴロ声」のことをいう. 咳払いなどで, その声質は改善するのが特徴である. 誤嚥との関連があり, 特に不顕性誤嚥例には重要な症状である. たとえば, 食事中に声の変化が起こったら誤嚥を疑う. この嗄声は, 声帯の器質あるいは機能的障害ではないので正確には嗄声の定義に合致しないが, 一般的にこのように呼ばれている.

▶ Chapter 9 の確認事項 ▶ eラーニング スライド10対応
1 湿性嗄声とは何かを理解する.

▶ Chapter 10　栄養・食事の摂取状況 → (eラーニング ▶ スライド11)

　栄養摂取状況については, 全量経口摂取できているか, 経管栄養か, または一部を経管栄養より補給しているかを問診する[3]. 摂食状況スケール[4]を用いて, 経口摂取と経管栄養の割合で考えるとわかりやすい. いずれの割合においても, どのような経過を経て現在の栄養摂取方法に至ったのかを併せて確認する.

▶ Chapter 11　摂食状況スケール → (eラーニング ▶ スライド12)
(参照 ▶ p.113)

　表4に摂食状況スケールを示す. 調整食を要するか, 経管栄養を使用しているかの観点から評価する方法が簡便で有用である. 常食を摂食していれば, 経口調整不要の5, 摂食嚥下障害のために何らかの食形態の調整をして全量を経口摂取しているときは経口調整要の4, 全量を経口摂取できず, 経管栄養を併用しているとき, カロリーで経口が多ければ3, 少なければ2, 全量を経管栄養であれば1である. また, その摂食状態のときに医学的に安定しているか不安定 (肺炎を繰り返すなど) かをAあるいはBで評価するものである.

▶ Chapter 11 の確認事項 ▶ eラーニング スライド12対応
1 摂食状況スケールの概要を理解する.

表4 摂食状況スケール

摂食状況

5：経口調整不要*
4：経口調整要*
3：経口＞経管
2：経口＜経管
1：経管

医学的安定性**

A：安定　　B：不安定

*食物形態や体位など摂食時の工夫
**医学的安定性の指標：誤嚥性肺炎，窒息，脱水，低栄養について1〜2か月にわたって問題ないこと

Chapter 12　薬物の使用 →（eラーニング▶スライド13）

薬物は，患者がすでに抱えている摂食嚥下障害を悪化させたり，薬物自体が摂食嚥下障害を引き起こすことがあるため，服薬状況を情報収集しておく必要がある．特に中枢神経系に影響を及ぼす向精神薬の把握は重要である．

Chapter 12の確認事項 ▶ eラーニング スライド13対応

1. 薬物と摂食嚥下障害の関連を理解する（参照▶eラーニング「12．摂食嚥下に影響する要因」）．

Chapter 13　認知能力 →（eラーニング▶スライド14）

認知症や高次脳機能障害により，先行期，準備期，口腔期の問題が生じる．問診では，認知症を起こしうる病歴の有無，口腔顔面失行などの高次脳機能障害を起こしうる中枢神経疾患の病歴の有無を確認しておく．

Chapter 13の確認事項 ▶ eラーニング スライド14対応

1. 認知能力と摂食嚥下障害の関連を理解する．

文　献

1) 平岡　崇：摂食・嚥下障害リハビリテーション 摂食・嚥下障害の評価 病歴・身体所見のポイント．Modern Physician，26：19-21，2006．
2) 大熊るり，他：摂食・嚥下障害スクリーニングのための質問紙の開発．日摂食嚥下リハ会誌，6：3-8，2002．
3) 戸原　玄：訪問で行う摂食・嚥下リハビリテーションのチームアプローチ．全日本病院出版会，東京，2007．
4) 小野木啓子，他：嚥下造影検査 最近の知見を含めて．臨床リハ，11：973-803，2002．

第3分野　摂食嚥下障害の評価
8―患者観察のポイント

25 全身症状，局所症状

Lecturer ▶ 加賀谷　斉
国立長寿医療研究センター副院長，
リハビリテーション科部長

学習目標 Learning Goals

- 摂食嚥下障害を疑う患者の全身症状，局所症状の評価ポイントがわかる

▶ Chapter 1　摂食嚥下障害を疑う全身症状 →（eラーニング▶スライド2）

摂食嚥下障害を疑う全身症状として，発熱，血圧の変動，頻脈，皮膚や粘膜の乾燥，るい痩，食べる量の減少，浮腫などを評価する．脱水・低栄養の徴候があるかどうか確認することが重要である．

▶ Chapter 1の確認事項 ▶ eラーニング スライド2 対応

1. 摂食嚥下障害の全身症状を理解する．
2. 脱水・低栄養の徴候を理解する．

▶ Chapter 2　高齢者の誤嚥性肺炎の徴候 →（eラーニング▶スライド3）

高齢者の誤嚥性肺炎の徴候として，元気がない，食べられない，寝てばかりいるなど，肺炎の典型的な症状を呈さないこともあることに注意が必要である．

▶ Chapter 2の確認事項 ▶ eラーニング スライド3 対応

1. 誤嚥性肺炎の徴候を理解する．

▶ Chapter 3　摂食嚥下障害を疑う口腔内所見 →（eラーニング▶スライド4）

摂食嚥下障害を疑う口腔内所見として，食物残渣，歯垢，舌苔，口臭，う歯，歯周炎，義歯不適合など，不衛生な所見があるかどうかの確認が必要となる．

▶ Chapter 3の確認事項 ▶ eラーニング スライド4 対応

1. 摂食嚥下障害を疑う患者の口腔内所見のポイントを理解する．

Chapter 4　食事姿勢 →（eラーニング▶スライド5）

　食事姿勢に関連して，安定した座位姿勢がとれるかどうかを確認する．また，食事動作に関連する頸部・体幹の運動機能と感覚機能についてもチェックが必要になる．

▶ **Chapter 4の確認事項** ▶ eラーニング スライド5対応
1. 食事姿勢の確認ポイントを理解する．

Chapter 5　摂食嚥下障害を疑う患者の神経学的所見 →（eラーニング▶スライド6）

　摂食嚥下障害を疑う患者の神経学的所見をみるときには，意識状態と認知機能の評価が重要になる．意識障害がある場合，認知機能低下がある場合には摂食嚥下障害が生じやすくなる．高次脳機能障害としては，情動の障害，注意障害，半側空間失認，失行などの有無に注意する．

▶ **Chapter 5の確認事項** ▶ eラーニング スライド6対応
1. 摂食嚥下障害患者の神経学的所見には意識状態と認知機能の評価が重要になることを理解する．

▶ Chapter 6　摂食嚥下におもに関係する脳神経（表1）→（eラーニング▶スライド7〜12）

　摂食嚥下におもに関係する脳神経としては，三叉神経（Ⅴ），顔面神経（Ⅶ），舌咽神経（Ⅸ），迷走神経（Ⅹ），舌下神経（Ⅻ）がある．
　三叉神経（Ⅴ）は，咬筋，側頭筋，外側翼突筋，内側翼突筋，顎二腹筋前腹，顎舌骨筋，口蓋帆張筋，また，歯，下顎，下唇，頰，オトガイ，頰粘膜，舌の前2/3の感覚を支配する．
　顔面神経（Ⅶ）は，顔面表情筋，顎二腹筋後腹，頰筋，茎突舌骨筋，広頸筋，アブミ骨筋，また，舌の前2/3の味覚を，さらに鼻粘膜，口腔粘膜，顎下腺，舌下腺を支配する．
　舌咽神経（Ⅸ）は，茎突咽頭筋，咽頭収縮筋，また，舌の後1/3，上咽頭の感覚，さらに耳下腺を支配する．
　迷走神経（Ⅹ）は，口蓋帆挙筋，口蓋舌筋，咽頭収縮筋，輪状甲状筋，声帯，食道，また，下咽頭，喉頭，食道の感覚を支配する．
　舌下神経（Ⅻ）は，口蓋舌筋以外のすべての舌筋を支配する純運動神経である．

▶ **Chapter 6の確認事項** ▶ eラーニング スライド7〜12対応
1. 摂食嚥下に関与する脳神経と，その支配領域を理解する．

表1　摂食嚥下におもに関係する脳神経と支配領域

	三叉神経（Ⅴ）	顔面神経（Ⅶ）	舌咽神経（Ⅸ）	迷走神経（Ⅹ）	舌下神経（Ⅻ）
運動	・咬筋 ・側頭筋 ・外側翼突筋 ・内側翼突筋 ・顎二腹筋前腹 ・顎舌骨筋 ・口蓋帆張筋	・顔面表情筋 ・顎二腹筋後腹 ・頬筋 ・茎突舌骨筋 ・広頸筋 ・アブミ骨筋	・茎突咽頭筋 ・咽頭収縮筋	・口蓋帆挙筋 ・口蓋舌筋 ・咽頭収縮筋 ・輪状甲状筋 ・声帯 ・食道	・口蓋舌筋以外のすべての舌筋（純運動神経）
感覚	・歯 ・下顎 ・下唇 ・頬 ・オトガイ ・頬粘膜 ・舌の前2/3	・舌の前2/3の味覚	・舌の後ろ1/3 ・上咽頭	・下咽頭 ・喉頭 ・食道	
その他		・鼻粘膜 ・口腔粘膜 ・顎下腺 ・舌下腺	・耳下腺		

表2　摂食嚥下障害を疑う患者の構音評価

球麻痺・仮性球麻痺の有無を評価
・口唇音（ぱ，ば，ま）
・舌尖音（だ，ら，た）
・奥舌音（か，が）
・軟口蓋挙上音（あ）
・声質（湿性嗄声，気息性嗄声）

▶Chapter 7　摂食嚥下障害を疑う患者の構音評価（表2）→（eラーニング▶スライド13）

摂食嚥下障害を疑う患者の構音については，球麻痺，仮性球麻痺の有無を評価する．具体的には口唇音，舌尖音，奥舌音，軟口蓋挙上音，声質の評価を行う．

▶ Chapter 7の確認事項 ▶eラーニング スライド13対応

1. 摂食嚥下障害を疑う患者の構音評価では，口唇音，舌尖音，奥舌音，軟口蓋挙上音，性質の評価を行い，球麻痺，仮性球麻痺の有無を確認することを理解する．

§9 スクリーニングテスト

第3分野 摂食嚥下障害の評価
9―スクリーニングテスト

26 質問紙・包括的評価

Lecturer ▶ 深田順子[1]，小山珠美[2]
1) 愛知県立大学看護学部教授
2) NPO法人 口から食べる幸せを守る会理事長

学習目標 Learning Goals

- スクリーニングテストで用いる質問紙の条件がわかる
- スクリーニングテストで用いる質問紙の内容がわかる
- 質問紙を用いたスクリーニングの評価・判定方法がわかる
- 質問紙を用いた問診の際の留意点がわかる
- 包括的評価について理解できる

Chapter 1　スクリーニングテストで用いる質問紙の条件
→（eラーニング ▶ スライド2）

　スクリーニングテストで用いる質問紙は，どこに問題があるのかを推論するために，「飲み込みにくい」「むせる」という症状についてだけではなく，先行期・準備期・口腔期・咽頭期・食道期の摂食嚥下障害に関連した症状や二次的障害である低栄養・脱水・肺炎などの全身症状を系統的に含むことが必要になる．また，患者から自覚症状の訴えがなくとも，食事を一緒にする家族が摂食嚥下障害を発見することもあるため，家族などの介護者が観察によって発見できる他覚症状を含めることも必要である．

　スクリーニング（ふるいわけ）の精度として，妥当性，信頼性，再現性が確保されるとともに，嚥下造影の結果などを至適基準としたカットオフ値を設定した感度（敏感度）や特異度（参照▶p. 21）等が確認されていることが必要である．

　至適基準とは，ゴールドスタンダードともいい，病態や疾病の存在を明確に定義するために用いられる診断基準，真の診断を下すための基準をいう．

　カットオフ値とは，検査測定値の分布に基づいて陽性・陰性（異常・正常）を判定する際に判別点として利用する値である．いい換えれば，判別点から上の値は陽性，下の値は陰性とみなす際の点をいう．判別点を高くとりすぎると軽度の摂食嚥下障害のある人を見逃すことになる．

　包括的評価で用いる質問紙では，多面的で系統だった評価項目が必要である．

▶ Chapter 1の確認事項 ▶ eラーニング スライド2対応

1 スクリーニングで用いる質問紙がどのような特性をもつものかを理解する．

Chapter 2　国内における質問紙・包括的評価（表1）→（eラーニング ▶ スライド3）

　国内における質問紙として，聖隷式嚥下質問紙，嚥下障害リスク評価尺度改訂版および嚥下障害リスク他者評価尺度，Eating Assessment Tool-10（EAT-10）日本語版がある．

　次節で詳説するが，聖隷式嚥下質問紙[1,2]は，脳血管障害慢性期患者を対象に，嚥下障害をスクリーニングするために開発された尺度である．嚥下障害リスク評価尺度改訂版[3]は，地域で生活する高齢者

表1　国内における質問紙・包括的評価

1. 聖隷式嚥下質問紙（大熊ほか，2002）
   脳血管障害慢性期患者を対象に，嚥下障害をスクリーニングするために開発された尺度である．
2. 嚥下障害リスク評価尺度改訂版（深田ほか，2006）
   地域で生活する高齢者を対象に，嚥下障害リスクを自覚症状からスクリーニングするために開発された尺度である．
3. 嚥下障害リスク他者評価尺度（深田ほか，2006）
   地域で生活する高齢者を対象に，嚥下障害リスクを他覚症状からスクリーニングするために開発された尺度である．
4. Eating Assessment Tool-10（EAT-10）日本語版（若林ほか，2014）
   2008年Belafskyらが開発したEating Assessment Tool-10（EAT-10）の日本語版である．摂食嚥下障害もしくは摂食嚥下障害疑いの要介護高齢者を対象に信頼性と妥当性が検証されている．
5. KTバランスチャート（Maeda et al，2016）
   対象者の強みと不足な点を包括的に評価し，心身の調和へとつながる食支援ツールとして作成された包括的評価．

を対象に，嚥下障害リスクを自覚症状からスクリーニングするために開発された尺度である．嚥下障害リスク他者評価尺度[4]は，地域で生活する高齢者を対象に，嚥下障害リスクを他覚症状からスクリーニングするために開発された尺度である．Eating Assessment Tool-10（EAT-10）日本語版[5]は，2008年にBelafskyらが開発したEating Assessment Tool-10（EAT-10）[6]の日本語版である．また，包括的評価で用いるためにKTバランスチャート[7]がある．

Chapter 3　聖隷式嚥下質問紙の構造・信頼性・精度（図1）

→（eラーニング▶スライド4，5）

　聖隷式嚥下質問紙は，15項目から構成され，肺炎の既往（図1中のNo.1），栄養状態（同No.2），口腔機能（同No.8〜11），咽頭機能（同No.3〜7），食道機能（同No.12〜14），声門防御機能（同No.15）などが反映された構造となっている[1,2]．すべての項目が同じ特性を測定しているかの度合を示す（内的整合性）Cronbachのα係数は0.85で[1,2]，信頼性が確保された質問紙である．

　至適基準とした嚥下造影で「嚥下障害あり」と判断された数に対して，スクリーニングの質問紙で「嚥下障害あり」と判定した数の割合を示す感度（敏感度）は92.0％である．嚥下造影で「嚥下障害なし」と判断した数に対して，質問紙で「嚥下障害なし」と判定した数の割合を示す特異度は90.1％である[1,2]．感度と特異度が高い質問紙である．

　2020年に「A」「B」「C」をスコア化して判定する方法が報告され[8]，合計得点が8点以上を「嚥下障害あり」として判定した際の感度（敏感度）は90.0％，8点未満を「嚥下障害なし」として判定した際の特異度は89.8％である[8]．スコア化による評価においても感度と特異度が高い質問紙である．

参考 REFERENCE

Cronbach（クロンバック）のα係数について

　テストや尺度がどの程度，対象を正確に測ることができるのかを示す信頼係数の一つである．0から1の範囲で示され，1.0に近いほどテスト項目の信頼性が高いと判断する．グループレベルの比較を行う場合には0.7以上，個人についての重要な決定の資料に用いられる場合には0.90以上でなければならないとされている．

あなたの嚥下(飲み込み,食べ物を口から食べて胃まで運ぶこと)の状態についていくつかの質問をいたします.ここ,2,3年のことについてお答え下さい.
いずれも大切な症状ですので,よく読んでＡＢＣのいずれかに丸をつけて下さい.

1	肺炎と診断されたことがありますか？		A. 繰り返す	B. 一度だけ		C. なし
2	やせてきましたか？		A. 明らかに	B. わずかに		C. なし
3	物が飲み込みにくいと感じることがありますか？		A. しばしば	B. ときどき		C. なし
4	食事中にむせることがありますか？		A. しばしば	B. ときどき		C. なし
5	お茶を飲み込むときにむせることがありますか？		A. しばしば	B. ときどき		C. なし
6	食事中,食後,それ以外にものどがゴロゴロ(痰がからんだ感じ)することがありますか？		A. しばしば	B. ときどき		C. なし
7	のどに食べ物が残る感じがすることがありますか？		A. しばしば	B. ときどき		C. なし
8	食べるのが遅くなりましたか？		A. たいへん	B. わずかに		C. なし
9	硬い物が食べにくくなりましたか？		A. たいへん	B. わずかに		C. なし
10	口から食べ物がこぼれることがありますか？		A. しばしば	B. ときどき		C. なし
11	口の中に食べ物が残ることがありますか？		A. しばしば	B. ときどき		C. なし
12	食べ物や酸っぱい液が胃からのどに戻ってくることがありますか？		A. しばしば	B. ときどき		C. なし
13	胸に食べ物が残り,つまった感じがすることがありますか？		A. しばしば	B. ときどき		C. なし
14	夜,咳で眠れなかったり目覚めることがありますか？		A. しばしば	B. ときどき		C. なし
15	声がかすれてきましたか？（がらがら声,かすれ声）		A. たいへん	B. わずかに		C. なし

図1　聖隷式嚥下質問紙(大熊,藤島,小島ほか,2002.[1])

Chapter 4　聖隷式嚥下質問紙の評価・判定方法 → (eラーニング ▶ スライド6)

聖隷式嚥下質問紙は,ここ2・3年の嚥下の状態について「A：重い症状,頻度の多い症状」「B：軽い症状,頻度が少ない症状」「C：症状なし」の3段階尺度で評価する.「A」は実際に日常生活に支障がある,「B」は気になる程度という基準で問診を進める[1]).

嚥下障害の有無は,15項目のいずれかにおいて「A」に一つでも回答があった場合を「嚥下障害あり」と判定する.「B」にいくつ回答があっても,「嚥下障害の疑い」ないし「臨床上問題ないレベル」と判定する.また,「A」を4点,「B」を1点,「C」を0点として合計得点を求め,8点以上を「嚥下障害あり」として判定する[8]).

Chapter 5　嚥下障害リスク評価尺度改訂版の構造・信頼性・精度 (図2)
→ (eラーニング ▶ スライド7,8)

嚥下障害リスク評価尺度改訂版は,23項目から構成され,その内訳は咽頭期の嚥下障害(図2中のNo.1〜7),誤嚥(同No.8〜12),準備期・口腔期の嚥下障害(同No.13〜20),食道期の嚥下障害(No.21〜23)の四つの構造からなる[3]).

Cronbachのα係数は0.92[4])で,信頼性が確保された質問紙である.

至適基準とした嚥下造影で「嚥下障害リスクあり」と判断された数に対して,カットオフ値を合計得点6点以上として「嚥下障害リスクあり」と判定した数の割合を示す感度(敏感度)は57.1％である.嚥下造影で「嚥下障害リスクなし」と判断した数に対して,質問紙で合計得点が6点未満で「嚥下障害リスクなし」と判定した数の割合を示す特異度は56.0％である[3]).感度と特異度が60％以下であるため精度は高いとはいえないため,フードテストなどの検査と併せて使用するとよい.

あなたのここ3か月くらいの食事中に出現する症状についておたずねします．次の症状がどれくらいあったか，「いつもある」「時々ある」「まれにある」「ほとんどない」のなかから一つ選んで○をつけてください．

No.	質問項目	3点	2点	1点	0点
1	水分や食べ物が鼻にあがる	いつもある	時々ある	まれにある	ほとんどない
2	食べ物をいつまでも飲み込まずに噛んでいる	いつもある	時々ある	まれにある	ほとんどない
3	水分が飲み込みにくい	いつもある	時々ある	まれにある	ほとんどない
4	ご飯が飲み込みにくい	いつもある	時々ある	まれにある	ほとんどない
5	食べ物がのどにひっかかる感じがする	いつもある	時々ある	まれにある	ほとんどない
6	食べ物がのどに残る感じがする	いつもある	時々ある	まれにある	ほとんどない
7	食事中や食後に濁った声に変わる	いつもある	時々ある	まれにある	ほとんどない
8	水分や食べ物が口に入ったとたんにむせたりせきこんだりする	いつもある	時々ある	まれにある	ほとんどない
9	水分や食べ物を飲み込む時にむせたりせきこんだりする	いつもある	時々ある	まれにある	ほとんどない
10	水分や食べ物を飲み込ん後にむせたりせきこんだりする	いつもある	時々ある	まれにある	ほとんどない
11	水分を飲み込むときにむせる	いつもある	時々ある	まれにある	ほとんどない
12	ご飯を飲み込むときにむせる	いつもある	時々ある	まれにある	ほとんどない
13	噛むことが困難である	いつもある	時々ある	まれにある	ほとんどない
14	硬い食べ物を避け，軟らかい食べ物ばかりを食べる	いつもある	時々ある	まれにある	ほとんどない
15	口がパサパサしていると感じる	いつもある	時々ある	まれにある	ほとんどない
16	パサパサ，モサモサした食べ物は飲み込みにくい	いつもある	時々ある	まれにある	ほとんどない
17	口から食べ物がこぼれる	いつもある	時々ある	まれにある	ほとんどない
18	ことばが明瞭でない	いつもある	時々ある	まれにある	ほとんどない
19	食べ物を飲み込んだ後に舌の上に食べ物が残る	いつもある	時々ある	まれにある	ほとんどない
20	食べるのが遅くなる	いつもある	時々ある	まれにある	ほとんどない
21	食べ物や酸っぱい液が胃からのどに戻ってくる	いつもある	時々ある	まれにある	ほとんどない
22	食べ物が胸につかえる感じがする	いつもある	時々ある	まれにある	ほとんどない
23	胸やけがする	いつもある	時々ある	まれにある	ほとんどない

図2 嚥下障害リスク評価尺度改訂版（深田，鎌倉，万歳ほか，2006．[3]）

Chapter 6　嚥下障害リスク評価尺度改訂版の評価・判定方法
→（eラーニング▶スライド9）

　嚥下障害リスク評価尺度改訂版の評価方法は，ここ3か月くらいの食事中に出現する症状の頻度について「いつもある」「時々ある」「まれにある」「ほとんどない」の4段階評定で尋ねる．「嚥下障害リスクあり」と判定する方法は，まず，「いつもある」：3点，「時々ある」：2点，「まれにある」：1点，「ほとんどない」：0点として，合計得点を求める．合計得点の6点以上を「嚥下障害リスクあり」と判定する[3]．

Chapter 7　嚥下障害リスク他者評価尺度の構造・信頼性・精度（図3）
→（eラーニング▶スライド10, 11）

　嚥下障害リスク他者評価尺度は，嚥下障害リスク評価尺度改訂版に含まれる12項目から構成され，準備期・口腔期・咽頭期の嚥下障害（図3中のNo.1〜7），誤嚥（同 No.8〜12）の二つの構造からなる[5]．Cronbachのα係数は0.89[5]で，信頼性が確保された質問紙である[4]．
　至適基準とした嚥下造影で「嚥下障害リスクあり」と判断された数に対して，カットオフ値を合計得点が3点以上として「嚥下障害リスクあり」と判定した数の割合を示す感度（敏感度）は58.3％である．嚥下造影で「嚥下障害リスクなし」と判断した数に対して，質問紙で合計得点が3点未満で「嚥下障害リスクなし」と判定した数の割合を示す特異度は50.0％である[4]．感度と特異度が60％以下であるため精度は高いとはいえないため，フードテストなどの検査と併せて使用するとよい．

ご家族のここ3か月くらいの食事中に出現する症状についておたずねします．次の症状がどれくらいあったか，「いつもある」「時々ある」「まれにある」「ほとんどない」のなかから一つ選んで○をつけてください．

No.		質問項目	3点	2点	1点	0点
M13	1	噛むことが困難である	いつもある	時々ある	まれにある	ほとんどない
M14	2	硬いものを避け，軟らかい食べ物ばかりを食べる	いつもある	時々ある	まれにある	ほとんどない
M17	3	口から食べ物がこぼれる	いつもある	時々ある	まれにある	ほとんどない
M18	4	ことばが明瞭でない	いつもある	時々ある	まれにある	ほとんどない
M20	5	食べるのが遅くなる	いつもある	時々ある	まれにある	ほとんどない
M 2	6	食べ物をいつまでも飲み込まずに噛んでいる	いつもある	時々ある	まれにある	ほとんどない
M 7	7	食事中や食後に濁った声に変わる	いつもある	時々ある	まれにある	ほとんどない
M 8	8	水分や食べ物が口に入ったとたんにむせたりせきこんだりする	いつもある	時々ある	まれにある	ほとんどない
M 9	9	水分や食べ物を飲み込む時にむせたりせきこんだりする	いつもある	時々ある	まれにある	ほとんどない
M10	10	水分や食べ物を飲み込んだ後にむせたりせきこんだりする	いつもある	時々ある	まれにある	ほとんどない
M11	11	水分を飲み込むときにむせる	いつもある	時々ある	まれにある	ほとんどない
M12	12	ご飯を飲み込むときにむせる	いつもある	時々ある	まれにある	ほとんどない

注）Mがついた数字は，嚥下障害リスク評価尺度改訂版の番号を示す．

図3　嚥下障害リスク他者評価尺度（深田，鎌倉，万歳ほか，2006．[4]）

Chapter 8　嚥下障害リスク他者評価尺度の評価・判定方法
→（eラーニング▶スライド12）

　嚥下障害リスク他者評価尺度の評価方法は，家族についてここ3か月くらいの食事中に出現する症状の頻度について，「いつもある」「時々ある」「まれにある」「ほとんどない」の4段階評定で尋ねる．「嚥下障害リスクあり」と判定する方法は，「いつもある」：3点，「時々ある」：2点，「まれにある」：1点，「ほとんどない」：0点として合計得点を求める．合計得点の3点以上を「嚥下障害リスクあり」と判定する[4]．

Chapter 9　Eating Assessment Tool-10（EAT-10）日本語版の構造・信頼性・精度（図4）→（eラーニング▶スライド13，14）

　Eating Assessment Tool-10（EAT-10）日本語版は，2008年にBelafskyらが開発したEating Assessment Tool-10（EAT-10）の10項目[6]について翻訳し，逆翻訳による整合性の調整および予備テスト2回を行い完成させている．
　Cronbachのα係数は0.946で[5]，信頼性が確保された質問紙である．一般的に至適基準とされる嚥下造影による精度の確認はされていない．しかし，摂食嚥下障害臨床的重症度分類（Dysphagia Severity Scale：DSS）を至適基準として用いて感度，特異度を確認している．DSSは7：正常範囲，6：軽度問題，5：口腔問題，4：機会誤嚥，3：水分誤嚥，2：食物誤嚥，1：唾液誤嚥の7段階で重症度判定する．DSSが1～6であれば「摂食嚥下障害あり」，DSSが1～4であれば「誤嚥あり」と判断し，それらの数に対してカット・オフ・ポイントを合計得点3点以上とした数の割合を示す感度（敏感度）は各々，52.2％，75.8％である．DSSで「摂食嚥下障害なし」「誤嚥なし」と判断した数に対して，合計得点2点未満の割合を示す特異度は各々89.7％，74.9％である[6]．顕在化された臨床症状「誤嚥」に対する感度・特異度は70％以上と高いが，不顕性誤嚥を早期に発見するには呼吸器系の身体診査なども併用するとよい．

以下の問題について，あなたはどの程度経験されていますか		問題なし				ひどく問題
1	飲み込みの問題で，体重が減少した	0	1	2	3	4
2	飲み込みの問題が，外食に行くための障害になっている	0	1	2	3	4
3	液体を飲み込む時に，余分な努力が必要だ	0	1	2	3	4
4	固形物を飲み込む時に，余分な努力が必要だ	0	1	2	3	4
5	錠剤（じょうざい）を飲み込む時に，余分な努力が必要だ	0	1	2	3	4
6	飲み込むことが苦痛だ	0	1	2	3	4
7	食べる喜びが飲み込みによって影響を受けている	0	1	2	3	4
8	飲み込む時に，食べ物がのどに引っかかる	0	1	2	3	4
9	食べる時に咳が出る	0	1	2	3	4
10	飲み込むことはストレスが多い	0	1	2	3	4

図4 Eating Assessment Tool-10（EAT-10）日本語版（若林，栢下，2014.[5]）

Chapter 10　Eating Assessment Tool-10（EAT-10）日本語版の評価・判定方法 →（eラーニング ▶ スライド15）

　飲み込みの問題の経験を，「0点：問題なし」から「4点：ひどく問題」の5段階評定で尋ねる．そして，EAT-10日本語版が実施できない場合，もしくはEAT-10日本語版が実施できて10項目の合計点が3点以上を「摂食嚥下機能の問題を認める可能性が高い」と判定する[5]．

Chapter 11　KTバランスチャート →（eラーニング ▶ スライド16）

　包括的食支援ツールとして，KTバランスチャート（Kuchikara Taberu Balance Chart：以下KTBC）は，2015年に小山らにより作成された（図5）[7]．KTBCは，対象者の不足部分を補いながら可能性や強みを引き出す支援スキルとケアリングが内包され，多職種連携による治療・ケア・リハビリテーションを展開していくための視覚的共通言語として活用できる．
　KTBCの評価構成は以下の四つの視点，13項目で構成されており，それらは複合的に連動する．
　1) 心身の医学的視点［①食べる意欲，②全身状態，③呼吸状態，④口腔状態］，2) 摂食嚥下の機能的視点［⑤認知機能（食事中），⑥咀嚼・送り込み，⑦嚥下］，3) 姿勢・活動的視点［⑧姿勢・耐久性，⑨食事動作，⑩活動］，4) 摂食状況・食物形態・栄養的視点［⑪摂食状況レベル，⑫食物形態，⑬栄養状態］］

Chapter 12　KTバランスチャートの評価指標とその構造・信頼性・精度 →（eラーニング ▶ スライド17, 18）

　評価方法は，それぞれの13項目を評価指標に沿って1〜5点でスコア化し，レーダーチャートを作成する．次に不足な点と強みを抽出し，それらの原因・誘因についてアセスメントしつつ，アプローチの

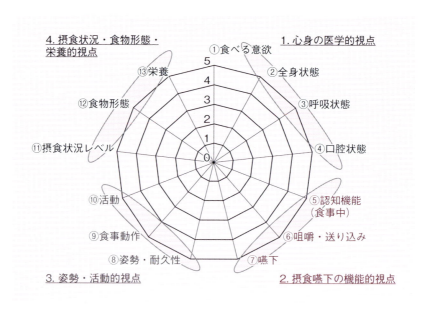

図5　KTバランスチャート

具体的方法をプランする.

　信頼性と妥当性は，摂食嚥下機能，ADL，栄養状態，認知機能を各々Functional Oral Intake Scale (FOIS)，Barthel Index (BI)，Mini Nutritional Assessment Short Form (MNA-SF)，Cognitive Performance Scale (CPS)で評価し，KTBCとの相関をみた．検者間信頼性 weighted kappa 係数は0.54-0.96，検者内信頼性では0.68-0.98，Cronbachのα係数は0.892であった[9]．KTBC値と FOIS，BI，MNA-SF，CPSの Spearman相関係数は，各々0.790, 0.830, 0.582, -0.673（すべて $p<0.001$）[9] であったため，本評価ツールの信頼性・妥当性が認められている．

Chapter 13　KTバランスチャートの評価サイクル → (eラーニング ▶ スライド19)

　KTBCは，全体像がレーダーチャートによって視覚的に示される．そのため，評価のみではなく，ケアやアプローチ介入による経時的変化がわかり，当事者や家族も含めた関係者で共通理解できる．本ツールは，簡単（簡易的），日常の観察で評価が可能（非侵襲性），数分で評価できる（簡便），評価結果がレーダーチャートで視覚的に示される（ビジュアル的理解），不足面へのアプローチ方法がわかる（プラン性），実践結果が反映される（フィードバック性）という特性を網羅している．

　アプローチ方法は，生活者として心身を整えていくために評価点が低い項目について必要な治療・ケア・リハビリの充実を図り，1点でもステップアップできる方法を多職種で検討していく．評価点の高い項目は維持や強化を意図しながら相互的に実施し，その結果をフィードバックしながらこのサイクルを繰り返していく．ただし，本ツールは単に点数の上昇だけをみるものではない．個別性をもって当事者のQOLの維持・向上につながるよう検討する．また，その点数の背景にある状況を適切にアセスメントし，同点数でも改善すべき点を検討し，関係者で共有することが重要である．

図6 KTバランスチャートの評価指標（小山編，2017.[7]）（株式会社医学書院より許諾を得て掲載）

	評価	内容
1 食べる意欲	1	促しや援助しても食べようとしない
	2	促しや援助で少し食べる
	3	促しや援助で半量食べる
	4	促しや援助でほとんど食べる
	5	解除の有無にかかわらず食べようとする，食べたいと意思表示する

	評価	内容
2 全身状態	1	（全般）発熱があり，意識レベルは不良
	2	（急性期疾患）何らかの急性期疾患による発熱はあるが37.5度以下に解熱することがある．もしくは意識レベルが概ね良好 （回復期・生活期）発熱があり，たびたび治療が必要となる
	3	（急性期疾患治療）3日≦37.5度以下で意識状態が概ね良好 （回復期・生活期）1か月に1〜2回37.5度≦の発熱があり，治療を要することがある
	4	（急性期疾患治療）7日≦発熱はなく，意識レベルは概ね良好 （回復期・生活期）1か月に1〜2回37.5度≦の発熱はあるが，特に治療しなくても解熱する
	5	発熱はなく，意識レベルは良好

	評価	内容
3 呼吸状態	1	絶えず痰貯留があり，1日10回以上の吸引が必要
	2	痰貯留があり，1日5〜9回の吸引が必要
	3	痰貯留があり，1日5回未満の吸引が必要
	4	痰貯留があるが，自力で喀出が必要
	5	痰貯留や湿性嗄声がない

気管カニューレがある場合，-1点とする（ただし，最低点は1点とする）

	評価	内容
4 口腔状態	1	口腔衛生は著しく不良で，歯や義歯に歯科治療が必要
	2	口腔衛生が不良で，歯や義歯に歯科治療が必要
	3	口腔衛生は改善しているが，歯や義歯の治療が必要
	4	口腔衛生は良好だが，歯や義歯の治療が必要
	5	口腔衛生は良好で，歯や義歯の治療が必要としない

	評価	内容
5 認知機能（食事中）	1	食事中の認知機能が著しく低く，覚醒レベルも低く，全介助が必要
	2	食事中の認知機能が低く，全介助が必要
	3	食事中の認知機能が低く，一部介助が必要
	4	食事中の認知機能は概ね保たれているが，介助を必要とすることがある
	5	食事中の認知機能は良好で，介助なしで食事摂取可能

	評価	内容
6 咀嚼・送り込み	1	食べるための口，舌，頬，顎の動きすべてがかなり困難
	2	食べるための口，舌，頬，顎の動きのいずれかがかなり困難
	3	食べるための口，舌，頬，顎の動きのいずれかがかなり困難だが，何らかの対処法で対応できる
	4	食べるための口，舌，頬，顎の動きのいずれも概ね良好
	5	すべての動きが良好

	評価	内容
7 嚥下	1	嚥下できない，頻回のむせ，呼吸促迫，重度の誤嚥
	2	嚥下は可能だが，むせや咽頭残留，呼吸変化を伴う
	3	嚥下は可能だが，むせ・咽頭残留・複数回嚥下・湿性嗄声のいずれかを伴うが，呼吸変化なし
	4	嚥下可能，むせはない，咽頭残留はあるかもしれないが，処理可能，良好な呼吸
	5	嚥下可能，むせ・咽頭残留はなく，良好な呼吸

	評価	内容
8 姿勢・耐久性	1	ベッド上で姿勢を保持することが困難 あるいはベッド上ですべて食事をしている
	2	リクライニング車いすで食事の姿勢を保持することが困難で，かなりの介助が必要
	3	介助によりリクライニング車いす食事姿勢の保持が可能
	4	介助により普通型車いすで食事姿勢保持が可能
	5	介助なしで普通のいすで食事姿勢保持が可能

	評価	内容
9 食事動作	1	すべての食物を皿から自分の口に運び咀嚼嚥下する食事動作に，相当の介助が必要．自力では食事動作の25％未満しかできない，あるいは経管栄養
	2	介助が必要．自力で食事動作の25〜50％を行う
	3	一部介助が必要．自力で食事動作の50％以上を行う
	4	食事動作に間接的な介助のみ（準備や見守り）が必要で，自立している （食事時間が長くかかる症例も含める）
	5	食事動作が完全に自立している（自助具を使用している場合も含む）

	評価	内容
10 活動	1	寝たきり，ベッドからの移乗，トイレ，食事，更衣などすべてに介助が必要
	2	介助で車いすへの移乗が可能で，ベッドから離れて食事が可能だが，めったに外出はしない
	3	介助で車いすへの移乗が可能で，ベッドから離れて食事が可能．さらに，介助でよく外出する
	4	自力で車いすへの移乗が可能で，ベッドから離れて食事が可能だが，めったに外出しない
	5	自力で車いすへの移乗が可能で，ベッドから離れて食事が可能．一人で外出が可能，あるいは介助でよく外出する

	評価	内容
11 摂食状況レベル	1	人工栄養のみ，もしくは間接嚥下訓練のみ
	2	少量の経口摂取（直接嚥下訓練を含む）は可能だが，おもに人工栄養に依存
	3	半分以上が経口摂取で，補助的に経管栄養を使用
	4	形態をかえた食事や飲料を経口摂取，経管栄養は使用しない
	5	形態をかえずに食事や飲料を経口摂取，経管栄養は使用しない

	評価	内容
12 食物形態	1	口からは何も食べていない
	2	ゼリーやムース食をおもに食べる
	3	ペースト食をおもに食べる
	4	やわらか食をおもに食べる
	5	普通食をおもに食べる

	評価	内容
13 栄養	1	栄養状態がとても悪い
	2	栄養状態が悪い
	3	栄養状態が悪くない
	4	栄養状態がよい
	5	栄養状態がとてもよい

栄養補助診断基準
★3か月の体重減少の有無とBMIで総合評価する

3か月の体重変化		BMI		総合評価	
3か月体重減少なし	3点	BMI 20.1〜29.9	2点	評価5：合計5点	
				評価4：合計4点	
3か月体重変化3未満or不明	2点	BMI18.5〜20.0, BMI30≦	1点	評価3：合計3点	
				評価2：合計2点	
3か月体重減3〜5％以上	1点	BMI18.5未満，不明	0点	評価1：合計1点	
3か月体重減5％以上	0点				

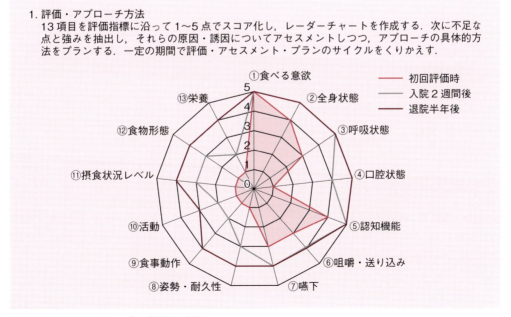

1. 評価・アプローチ方法
   13項目を評価指標に沿って1〜5点でスコア化し，レーダーチャートを作成する．次に不足な点と強みを抽出し，それらの原因・誘因についてアセスメントしつつ，アプローチの具体的方法をプランする．一定の期間で評価・アセスメント・プランのサイクルをくりかえす．

図7 KTバランスチャートの評価サイクル

Chapter 14　質問紙および包括的評価実施時の留意点
→（eラーニング▶スライド20）

質問紙を用いる際の留意事項は，
1) 自己記入をしてもらう場合は，特に目的と方法を明確に患者・家族に説明する．
2) 質問紙を用いて各項目について症状の頻度や重症度を問うが，患者・家族の判断を補おうとして，問診者の自己判断を入れないようにすることが必要である．
3) 質問紙を用いたスクリーニングの精度は，嚥下造影の結果によって確認されているが，精度が100％のものはない．そのため，質問紙の妥当性，信頼性，精度の範囲を理解して使用することが必要である．

質問紙を用いたスクリーニングと同様に包括的評価を用いる主観的評価も精度が100％というわけではない．したがって，評価スケールの妥当性，信頼性，精度の範囲を理解して使用する必要がある．

Chapter 14の確認事項 ▶ eラーニング スライド20対応

1 質問紙を用いる際の三つの留意事項を理解する．
2 包括的評価を用いる際の留意点を理解する．

文 献

1) 大熊るり，藤島一郎，小島千枝子，他：摂食・嚥下障害スクリーニングのための質問紙の開発．日摂食嚥下リハ会誌，6(1)：3-8, 2002.
2) 藤島一郎，大熊るり，神津 玲，他：摂食・嚥下障害に対する簡易質問紙の開発．厚生省厚生科学研究費補助金長寿科学総合研究平成9年度研究報告，pp.94-99, 1997.
3) 深田順子，鎌倉やよい，万歳登茂子，他：高齢者にける嚥下障害リスクに対するスクリーニングシステムに関する研究．日摂食嚥下リハ会誌，10(1)：33-44, 2006.
4) 深田順子，鎌倉やよい，万歳登茂子，他：高齢者にける嚥下障害リスクに対する他者評価尺度に関する研究．日摂食嚥下リハ会誌，10(3)：220-230, 2006.
5) 若林秀隆，栢下 淳：摂食嚥下障害スクリーニング質問紙票EAT-10の日本語版作成と信頼性・妥当性の検証．静脈経腸栄養，29(3)：871-876, 2014.
6) Belafsky PC, Mouadeb DA, Rees CJ, et al.：Validity and reliability of the Eating Assessment Tool (EAT-10). Ann Otol Rhinol Laryngol, 117(12)：919-924, 2008.
7) 小山珠美編集：口から食べる幸せをサポートするための包括的スキル—KTバランスチャートの活用と支援．第2版，医学書院，東京，2017.
8) 中野雅徳，藤島一郎，大熊るり，他：スコア化による聖隷式嚥下質問紙評価法の検討．日摂食嚥下リハ会誌，24(3)：240-246, 2020.
9) Maeda K, Shamoto H, Wakabayashi H, Enomoto J, Takeichi M, Koyama T：Reliability and Validity of a Simplified Comprehensive Assessment Tool for Feeding Support：Kuchi-Kara Taberu Index. Journal of the American Geriatrics Society, DOI：10.1111/jgs.14508. 2016.

第3分野
摂食嚥下障害の評価
9―スクリーニングテスト

27 摂食嚥下障害の評価（スクリーニングテスト）

Lecturer ▶ 山口浩平[1]，戸原 玄[2]

1) 東京科学大学大学院医歯学総合研究科老化制御学講座摂食嚥下リハビリテーション学分野講師
2) 東京科学大学大学院医歯学総合研究科老化制御学講座摂食嚥下リハビリテーション学分野教授

学習目標 Learning Goals

- スクリーニングテストの意義がわかる
- スクリーニングテストの実施方法がわかる

▶ Chapter 1　スクリーニングテストとは → (eラーニング ▶ スライド2)

　スクリーニングテストは，患者群を「ふるい分ける」際に用いられるものであるが，ここで説明されるスクリーニングテストは，おもに誤嚥の有無を判定するために用いられるテストを指す．このような場合，標準化された方法を用いることで，再現性や情報交換などに役立つ．なお，スクリーニングテストが必要とする要件は，安全，簡便，迅速，低コストである．

 Chapter 1の確認事項 ▶ eラーニング スライド2対応

1 スクリーニングテストの意義を理解する．

▶ Chapter 2　感度・特異度・有病正診率・無病正診率・一致率（表1）
　　　　　→ (eラーニング ▶ スライド3)

　スクリーニングテストの精度を表す指標には感度，特異度などがある．感度は実際に疾患があった患者のうち，つまりここでは実際にVFやVEなどで誤嚥がみられた患者のうちテストで誤嚥ありと判定された患者の率，特異度は精査にて誤嚥がない患者のうちテストで誤嚥なしと判定された患者の率を表す．テストで誤嚥ありと判定された患者のうち精査で実際に誤嚥があった患者の率は有病正診率，その逆は無病正診率という．また，精査とテストの結果が一致した割合を一致率という．

 Chapter 2の確認事項 ▶ eラーニング スライド3対応

1 スクリーニングテスト精度判定の指標を理解する．

表1 感度・特異度・有病正診率・無病正診率・一致率について

	検査結果（＋）	検査結果（－）
疾患（＋）	A	B
疾患（－）	C	D

感度 = A/(A+B)
特異度 = D/(C+D)
有病正診率 = A/(A+C)
無病正診率 = D/(B+D)
一致率 = (A+D)/(A+B+C+D)

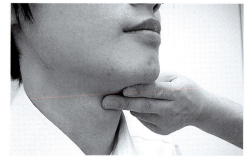

図1 反復唾液嚥下テスト（RSST）
・人差し指と中指で甲状軟骨を触知し，30秒間に何回嚥下できるかをみる．
・3回/30秒未満を陽性とする．
・嚥下障害患者では嚥下の繰り返し間隔が延長すると報告されている．

Chapter 3　反復唾液嚥下テスト（RSST：repetitive saliva swallowing test）
→（eラーニング▶スライド4）

　反復唾液嚥下テスト（RSST：repetitive saliva swallowing test，図1）[1,2]は，被験者の喉頭隆起と舌骨に人差し指と中指の指腹を当て，30秒間に何回嚥下できるかを測定する．3回/30秒未満であれば陽性，誤嚥ありと判定する．嚥下障害患者では嚥下の繰り返し間隔が延長すると報告され，また，感度は0.98，特異度は0.66と報告されている．

Chapter 3の確認事項 ▶eラーニング スライド4対応
1. 反復唾液嚥下テスト（RSST）の概要を理解する．

Chapter 4　水飲みテスト →（eラーニング▶スライド5）（参照▶p.27以降）

　水飲みテスト[3]は，常温の水30mLを患者に飲ませて，その際の状態から患者の状態を把握するものである．このテストは経験的に行われてきた水の嚥下を標準化した点に功績が大きいが，感度や特異度などの情報がなく，量の問題から重症例に用いることが難しいとされる．

Chapter 5　改訂水飲みテスト（MWST：modified water swallowing test）
→（eラーニング▶スライド6）

　改訂水飲みテスト（MWST：modified water swallowing test，図2）[4]は3mLの冷水を嚥下させて誤嚥の有無を判定するテストである．口腔内に水を入れる際に咽頭に直接流れ込むのを防ぐため，舌背には注がずに必ず口腔底に水を入れてから嚥下させる．評点が4点以上であれば，最大でさらに2回繰り返し，最も悪い場合を評点とする．カットオフ値を3点とすると誤嚥有無判別の感度は0.70，特異度は0.88と報告されている．

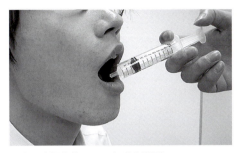

図2 改訂水飲みテスト（MWST）
・冷水3mLを口腔底に注ぎ嚥下を命じる．
・嚥下後反復嚥下を2回行わせる．
・評価基準が4点以上なら最大2施行繰り返し，最も悪い場合を評点とする．

評価基準
1. 嚥下なし，むせる and/or 呼吸切迫
2. 嚥下あり，呼吸切迫（silent aspirationの疑い）
3. 嚥下あり，呼吸良好，むせる and/or 湿性嗄声
4. 嚥下あり，呼吸良好，むせない
5. 4に加え，反復嚥下が30秒以内に2回可能

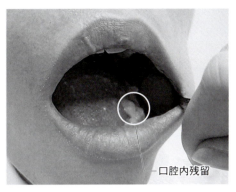

口腔内残留

図3 フードテスト（FT）
・プリン茶さじ一杯（約4g）を舌背前部に置き嚥下を命じる．
・嚥下後反復嚥下を2回行わせる．
・評価基準が4点以上なら最大2施行繰り返す．
・最も悪い場合を評点とする．

評価基準
1. 嚥下なし，むせる and/or 呼吸切迫
2. 嚥下あり，呼吸切迫（silent aspiration の疑い）
3. 嚥下あり，呼吸良好，むせる and/or 湿性嗄声，口腔内残留中等度
4. 嚥下あり，呼吸良好，むせない，口腔内残留ほぼなし
5. 4に加え，反復嚥下が30秒以内に2回可能

▶Chapter 6　フードテスト（FT：food test）→（eラーニング▶スライド7）

　フードテスト（FT：food test）[4]（図3）は，茶さじ一杯（約4g）のプリンを食させて評価するテストで，嚥下後の口腔内残留が評価の対象になっている点が改訂水飲みテストと異なる．カットオフ値を4点とすると，誤嚥有無判別の感度は0.72，特異度は0.62と報告されている．

▶Chapter 7　改訂水飲みテストおよびフードテストの評価の流れ（図4）
　　　　　　→（eラーニング▶スライド8）

　改訂水飲みテストおよびフードテストは，いずれも結果が良好であれば最大で3回繰り返して最低点を評点にする．よって，3回とも良好に嚥下できないと，4点もしくは5点の評点とはならない．

▶ Chapter 7の確認事項 ▶ eラーニング スライド8対応

1 MWST，フードテストの評価の流れと評価指標を理解する．

▶Chapter 8　咳テスト（CT：cough test）（図5）→（eラーニング▶スライド9）

　咳テスト（CT：cough test）は，不顕性誤嚥のスクリーニングテストである[5〜7]．刺激物をネブライザより噴霧し，経口的に吸入させて咳反射を誘発させる方法である．1.0w/v％のクエン酸生理食塩水

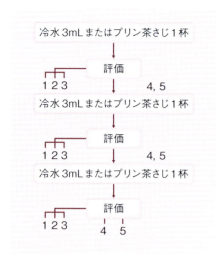

図4 改訂水飲みテストおよびフードテストの評価の流れ
（1〜5の数字は，それぞれの評価基準を表す）
・冷水は口腔底，プリンは舌背におき，命令嚥下させる
・嚥下中および後の状態を評価
・3点以下は即評点となる
・4点以上なら最大で2回繰り返す
・最低点を評点とする

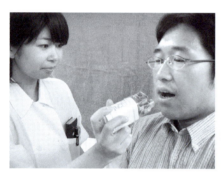

図5 咳テスト
酒石酸を用いる方法とクエン酸を
用いる方法がある．

を超音波もしくはメッシュ式ネブライザより経口的に吸入させて，30秒以内に1回でも咳反射がみられた場合を陰性と判定する．誤嚥がみられる患者から不顕性誤嚥を検出する感度は0.92，特異度は0.94と報告されている．そのほか，酒石酸を用いた方法や，ジェット式ネブライザを用いた方法も報告されている．

Chapter 8の確認事項 ▶ eラーニング スライド9対応

1. 咳テストの概要，不顕性誤嚥検出のスクリーニングであることを理解する．

Chapter 9　咳テストとMWSTの組み合わせ → (eラーニング ▶ スライド10)

咳テストとMWSTを組み合わせたフローチャート（図6）も考案されている[8]．このチャートのゴールも誤嚥有無判別だけではないことに留意する．

Chapter 9の確認事項 ▶ eラーニング スライド10対応

1. 咳テストとMWSTを組み合わせたフローチャートの判別目的を理解する．

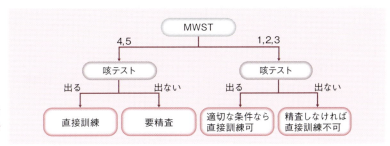

図6　咳テストとMWSTの組み合わせ
1〜5の数字は，MWSTの評価基準を表す．

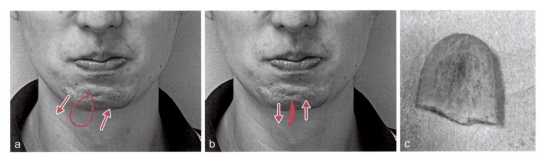

図7　サクサクテスト（SST：Saku-Saku Test）
a：良好例　b：不良例　c：検査食の例
嚥下障害が疑われる対象者の食物粉砕度と食塊凝集能，すなわち，食塊形成能のスクリーニングテスト．スナック菓子（約2g）を摂取するように命じ，食塊形成時の下顎の運動を観察する．下顎が左右いずれかへ涙滴状に動けば，食物粉砕度・食塊凝集能は良好と判断し，単純な上下運動のみの場合，不良と判断する．

▶Chapter 10　サクサクテスト（SST：Saku-Saku Test）（図7）
→（eラーニング▶スライド11）

　サクサクテスト（SST：Saku-Saku Test）は，嚥下障害患者の食物粉砕度，食塊凝集能，すなわち食塊形成能のスクリーニングテストである[8]．およそ一口大程度（約2g）のスナック菓子を摂取させ，下顎の動きを観察する．下顎が作業側に涙滴状に回転すれば良好，単純な上下動であれば不良と評価する．食物粉砕度は，感度0.73，特異度0.93，食塊凝集能は感度0.45，特異度0.91であり，いずれも特異度が高い．対象者の食形態の検討，特に要咀嚼物を含む食形態が可能か否かを検討する上で有効な指標になる．

▶ Chapter 10の確認事項 ▶eラーニング スライド11対応
1 サクサクテストの概要を理解する．

▶Chapter 11　スクリーニングテストの考え方（表2）→（eラーニング▶スライド12）

　スクリーニングテストを使用する際には，それぞれのテストは大まかな状態を把握するまでのものであることを知ったうえで使う．また，あるテストで状態が不良であると判断された場合にも，別のテストではよい結果が出る可能性もある．たとえば表2中の例1のような症例にいくつかのテストを行ってみると，唾液の嚥下は困難であるが食物の誤嚥は心配なさそうなことが想像される．また例2では，自発的な嚥下は可能であるも不顕性誤嚥の可能性が高いと考えられる．

表2　スクリーニングテストの考え方

・大まかな状態が把握できるが細かいところはわからない．
・しかし，複数使うと多くの情報が手に入る．

(例1)　主訴；流涎．食物形態；きざみ食．
　　　　RSST；0回，MWST；3点(むせ)，FT；4点，CT；咳あり，顎は左右に動く，発熱なし．
　　→唾液はうまく飲めないが，食事の誤嚥はなさそう．

(例2)　主訴；むせ．食物形態；ミキサー食．
　　　　RSST；3回，MWST；3点(嗄声)，FT；4点，CT；咳なし，顎は左右に動かない，発熱あり．
　　→嚥下は起きているが，不顕性誤嚥の可能性が高く誤嚥の疑いが強い．

▶ Chapter 12の確認事項 ▶ eラーニング スライド14対応

1 スクリーニングテストの考え方を理解する．

▶Chapter 12　スクリーニングテストの適用の仕方 → (eラーニング▶スライド13)

テストとして用いる場合には，誰がどのようなタイミングで使用するかをある程度決めておくとよい．それにより，摂食嚥下障害への介入が行いやすくなる．

▶ Chapter 12の確認事項 ▶ eラーニング スライド13対応

1 スクリーニングテスト実施の要点を理解する．

文　献

1) 小口和代，才藤栄一，水野雅康，馬場　尊，奥井美枝，鈴木美保：機能的嚥下障害スクリーニングテスト「反復唾液嚥下テスト」の検討(1)正常値の検討．リハ医学，37(6)：375-382，2000．
2) 小口和代，才藤栄一，馬場　尊，楠戸正子，田中ともみ，小野木啓子：機能的嚥下障害スクリーニングテスト「反復唾液嚥下テスト」の検討(2)妥当性の検討．リハ医学，37(6)：383-388，2000．
3) 窪田俊夫，三島博信，花田　実，南波　勇，小島義次：脳血管障害における麻痺性嚥下障害—スクリーニングテストとその応用について—．総合リハ，10：271-276，1982．
4) 戸原　玄，才藤栄一，馬場　尊，小野木啓子，植松　宏：Videofluorographyを用いない摂食・嚥下障害評価フローチャート．日摂食嚥下リハ会誌，6(2)：196-206，2002．
5) 若杉葉子，戸原　玄，中根綾子，後藤志乃，大内ゆかり，三串伸哉，竹内周平，高島真穂，津島千明，千葉由美，植松　宏：不顕性誤嚥のスクリーニング検査における咳テストの有用性に関する検討．日摂食嚥下リハ会誌，12(2)：109-117，2008．
6) Wakasugi Y, Tohara H, Hattori F, Motohashi Y, Nakane A, Goto S, Ouchi Y, Mikushi S, Takeuchi S, Uematsu H：Screening test for silent aspiration at the bedside. Dysphagia, 23(4)：364-370, 2008.
7) Sato M, Tohara H, Iida T, Wada T, Inoue M, Ueda K：A simplified cough test for screening silent aspiration. Arch Phys Med Rehabil, 93：1982-1986, 2012.
8) Tagashira I, Tohara H, Wakasugi Y, Hara K, Nakane A, Yamazaki Y, Matsubara M, Minakuchi S：A new evaluation of masticatory ability in patients with dysphagia：The Saku-Saku Test. Arch Gerontol Geriatr, 74：106-111, 2018.

第3分野 摂食嚥下障害の評価
9―スクリーニングテスト

28 その他のスクリーニングテスト

Lecturer ▶ 中川量晴
東京科学大学大学院医歯学総合研究科
摂食嚥下リハビリテーション学分野准教授

学習目標 Learning Goals
- その他のスクリーニングテストの種類と意義がわかる
- その他のスクリーニングテストの実施方法がわかる

▶ Chapter 1　はじめに →（eラーニング▶スライド1）

　この章では，嚥下障害のその他のスクリーニング法として臨床でもよく用いられる方法を取り上げる．そのうち，特に水分など食品を摂取させ評価する方法では，事前に手技，判定法と判定精度，安全性，起こりうる有害事象とその対応法を熟知していることが求められる．

▶ Chapter 2　さまざまな水飲みテスト（表1）→（eラーニング▶スライド3～5）

　水飲みテストは，準備が容易で場所を問わず実施できる評価法である．直接嚥下訓練の開始を検討する際に高い頻度で行われる．とろみを付与しない水は口腔から咽頭への流入が速く，誤嚥には注意が必要ではあるが，誤嚥量が少量であれば他の検査食と比べ有害事象の発生は少ない．喉頭や気管内の感覚が低下している場合には，誤嚥しても咳反射が惹起されず不顕性誤嚥になりやすい．患者の状態や嚥下機能から誤嚥を起こす可能性が高いと予想される場合には，水分量の少ない評価法を選択したり，あらかじめ水分にとろみを付与しておく．

1）3 oz water swallow test（表2）

　3 oz（約90 mL）の水をコップから中断することなく飲むように指示する．嚥下中または飲みきって1分以内のむせ，嚥下後の湿性嗄声を認めた場合に陽性とする．脳血管障害後の嚥下障害患者に用いた場合は，感度0.76，特異度0.59[1]，さまざまな疾患の患者を対象とした調査では，感度0.97，特異度0.49と報告されている[2]．特異度が低いため，陽性であっても他の方法と組み合わせて評価することが望ましい．

2）100 mL water swallow test（表2）

　100 mLの水をコップからできるだけ速く飲ませた際の嚥下速度，むせや湿性嗄声の有無を評価する．コップを口につけた瞬間から，嚥下が終了し喉頭が安静時の位置に戻った時点までの時間を計測する．嚥下速度（mL/s）は，飲んだ水の量を計測し，飲み終わるまでに要した時間で割って算出する．嚥下速度が10 mL/s以下であれば，嚥下速度を異常とする．途中でむせたり誤嚥が疑われる場合は中止する．嚥下速度は感度0.85，特異度0.50，むせや湿性嗄声の有無は感度0.48，特異度0.91である[3]．

表1 さまざまな水飲みテスト

・水飲みテストは，準備が容易で場所を問わず実施できる評価法である．直接訓練の開始を検討する際に高い頻度で行われる
・とろみを付与しない水は，口腔から咽頭への流入が速く，誤嚥には注意が必要ではあるが，誤嚥量が少量であれば他の検査食と比べ有害事象の発生は少ない
・喉頭や気管内の感覚が低下している場合には，誤嚥しても咳反射が惹起されず不顕性誤嚥になりやすい
・患者の状態や嚥下機能から誤嚥を起こす可能性が高いと予想される場合には，水分量の少ない評価法を選択したり，あらかじめ水分にとろみを付与しておく

表2 3 oz water swallow test・100 mL water swallow test・その他の水飲みテスト

3 oz water swallow test	・3 oz（約90 mL）の水をコップから中断することなく飲ませ，嚥下中または飲みきって1分以内のむせ，嚥下後の湿性嗄声を認めた場合に陽性 ・脳血管障害後の嚥下障害患者に用いた場合の感度0.76，特異度0.59，さまざまな疾患の患者を対象とした調査では，感度0.97，特異度0.49と報告されている
100 mL water swallow test	・100 mLの水をコップからできるだけ早く飲ませた際の嚥下速度，むせや湿性嗄声の有無を評価する ・コップを口につけた瞬間から，嚥下が終了し喉頭が安静時の位置に戻った時点までの時間を計測する ・嚥下速度（mL/s）＝（飲んだ水の量／飲み終わるまでに要した時間） ・嚥下速度が10 mL/s以下で異常 ・途中でむせたり誤嚥が疑われる場合は中止する （嚥下速度：感度0.85，特異度0.50）（むせや湿性嗄声の有無：感度0.48，特異度0.91）
その他の水飲みテスト	・30 mLの水分のうち，はじめに5 mLをスプーンから2度飲ませて異常がなければ残りを嚥下させる　むせと湿性嗄声の有無を評価する（感度0.72，特異度0.67） ・5 mL，10 mL，20 mLを2回ずつ飲ませる．嚥下ごとにむせと湿性嗄声の有無を評価する（感度0.92，特異度0.67）

3）その他の水飲みテスト（表2）

　30 mLの水分のうち，はじめに5 mLをスプーンから2度飲ませて異常がなければ残りを嚥下させる方法は，むせと声の変化を誤嚥の判別に用いた場合，感度0.72，特異度0.67と報告されている[4]．

　5 mL，10 mL，20 mLを2回ずつ飲ませる方法もある．嚥下ごとにむせと湿性嗄声の有無を評価する．感度0.92，特異度0.67である[5]．

▶ Chapter 2の確認事項 ▶ eラーニング スライド3～5対応

1 水飲みテストの概要を理解する．
2 各種水飲みテストの手順と特性を理解する．

▶ Chapter 3　**簡易嚥下誘発試験（S-SPT）**（表3）→（eラーニング ▶ スライド6）

　簡易嚥下誘発試験（simple 2-step swallowing provocation test：S-SPT）[6]は，筋電図などの装置を必要とする嚥下誘発試験を，経鼻細管のみで実施できる試験に改変したものである．臥位の患者に対して経鼻的に5Frのカテーテルを上咽頭へ挿入し，まず0.4 mLの水を注入し，嚥下の誘発を観察し，次いで2 mLの水を注入し観察する方法で，注入後3秒以上反射が起こらない場合を異常所見とする．嚥下反射の惹起性に対するテストであり，誤嚥性肺炎リスクの早期診断に有用である．

▶ Chapter 3の確認事項 ▶ eラーニング スライド6対応

1 簡易嚥下誘発試験の手順と特性を理解する．

表3　簡易嚥下誘発試験（S-SPT）

・筋電図などの装置を必要とする嚥下誘発試験を，経鼻細管のみで実施できる試験に改変したものである
・臥位の患者に対して経鼻的に5Frのカテーテルを上咽頭へ挿入し，まず0.4mLの水を注入し，嚥下の誘発を観察し，次いで2mLの水を注入し観察する
・注入後3秒以上反射が起こらない場合を異常所見とする
・嚥下反射の惹起性に対するテストであり，誤嚥性肺炎リスクの早期診断に有用である

表4　頸部聴診

・聴診器で嚥下音や呼吸音を聴診する．非侵襲的に簡便に実施できるため広く用いられている
・聴診器の接触子は膜型，ベル型どちらも使用可能だが，新生児用聴診器など小形のものが扱いやすい
・嚥下時産生音の検出は，輪状軟骨直下気管外側上が適している
（誤嚥の有無：感度0.84，特異度0.71）
（著明な喉頭侵入を含む誤嚥の有無：感度0.66，特異度0.62）

▶Chapter 4　**頸部聴診**[7〜12, 20]（表4）→（eラーニング▶スライド7）

　頸部聴診は聴診器で嚥下音や呼吸音を聴診する方法で，非侵襲的に簡便に実施できるため広く用いられている．聴診器の接触子は膜型，ベル型どちらも使用可能だが，新生児用聴診器など小形のものが扱いやすい．嚥下時産生音の検出は，輪状軟骨直下気管外側上が適している．

　誤嚥有無判別の感度は0.84，特異度は0.71，著明な喉頭侵入を含む誤嚥有無判別の感度は0.66，特異度は0.62とする報告もある．

　健常例の嚥下では清明な呼吸音に続き，嚥下に伴う呼吸停止，嚥下音，嚥下後の清明な呼気音が聴診できる．異常がある場合には，嚥下反射の惹起前に咽頭へ食物が流れ込む音，喘鳴，咳（気息性の弱い咳は聴診で明らかとなる），咳払い，湿性嗄声などが比較的高い割合で聴診できるとの報告がある．

▶ Chapter 4の確認事項 ▶ eラーニング スライド7対応

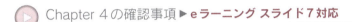

1　頸部聴診の特性を理解する．

▶Chapter 5　**頸部聴診の判定**[7〜12, 20]→（eラーニング▶スライド8）

　表5に，嚥下音，呼吸音の異常所見をまとめた．

▶ Chapter 5の確認事項 ▶ eラーニング スライド8対応

1　聴診音の種類，判定基準を理解する．

▶Chapter 6　**頸部聴診手技の例**[7〜12, 20]→（eラーニング▶スライド9）

　聴診法の具体的な手技を表6にまとめた．指示に従える患者と従えない患者に対する頸部聴診手技の例であるが，嚥下前のクリアな呼吸音をしっかり確認し，この呼吸音と嚥下後の呼吸音を比較することが重要である．

　いずれの場合においても検査試料や一口量の変更や姿勢調節法などを適用しながら検査を繰り返し行うが，試料嚥下後に誤嚥が疑われた場合には，ただちに検査を中断し，速やかに排出処置や吸引処置を行う．

表5 頸部聴診の判定（高橋，2020.[20]）

嚥下音	判定
長い嚥下音や弱い嚥下音，複数回の嚥下音	舌による送り込み障害，咽頭収縮の減弱，喉頭挙上障害，食道入口部の開大障害
泡沫音（bubbling sound），ムセに伴う喀出音	誤嚥
嚥下音の間の呼吸音	呼吸と嚥下の協調障害，喉頭侵入，誤嚥

嚥下後の呼吸音	判定
湿性音（wet sound），嗽音（gargling sound）など	咽頭残留，喉頭侵入，誤嚥
ムセに伴う喀出音，喘鳴様呼吸音	誤嚥

表6 頸部聴診手技の例（高橋，2020.[20]）

step	指示に従える場合	指示に従えない場合
1	口腔清掃後，発声させ，湿性音が聴取される場合は貯留物を huffing，強い咳嗽により排出あるいは吸引する	口腔清掃後，唾液や口腔・咽頭・喉頭内の貯留物を吸引する
2	呼気の聴診（クリアな呼気音）湿性雑音が聴取される場合は排出や吸引を繰り返す	自発呼吸音を聴診し，湿性呼吸音が確認される場合はクリアな呼吸音が聴取されるまで吸引操作を繰り返す
3	空嚥下により嚥下反射が惹起されることを確認	嚥下促通手技などで嚥下反射が惹起されることを確認
4	呼気の聴診（クリアな呼気音）湿性雑音が聴取される場合は排出や吸引を行う	自発呼吸音を聴診し，湿性呼吸音が確認される場合はクリアな呼吸音が聴取されるまで吸引操作を行う
5	試料の嚥下（嚥下音の聴取）	試料の嚥下（嚥下音の聴取）
6	呼気の聴診（2，4のクリアな呼吸音と比較）	自発呼吸音の聴取（2，4のクリアな呼吸音と比較）

表7 着色水テスト

原法の Evans blue dye test[13]	4時間ごとに1% Evans blue dye を舌に滴下し，気管孔からの浸出液が青く染まった場合を誤嚥ありとする（感度0.80，特異度0.62）
Modified Evans blue dye test[14,15]	半固形物や液体に色素を混入する
Blue dye marker 法[16]	吸引をして気管内の分泌物を除去したあとに着色水（10%インディゴカーミン）を摂取させ，カニューレを通した吸引で色素混入の有無を判定する

▶ Chapter 6の確認事項 ▶ eラーニング スライド9対応

1 聴診の具体的な手技を理解する．

▶ Chapter 7　**着色水テスト**（表7）→（eラーニング ▶ スライド10）

　着色水テストは，気管切開患者に対する誤嚥のスクリーニングテストとして考案されたものである．
　原法の Evans blue dye test では4時間ごとに1%濃度の Evans blue dye を舌に滴下し，気管孔からの浸出液が青く染まった場合を誤嚥ありとする．

図1　サクサクテスト（SST）

・歯触りがよく唾液で溶けやすいライスクラッカー（ハッピーターンやスナック菓子）を咀嚼させた際の顎の動きを観察する．
・よく咀嚼できている場合には下顎の上下運動に加えて左右方向へのすりつぶし運動がみられる．上下運動のみの場合は咀嚼の動きは不良と判断する．

粉砕の程度：感度0.73，特異度0.93
食塊凝集度：感度0.45，特異度0.91
誤　　　嚥：感度0.25，特異度0.85

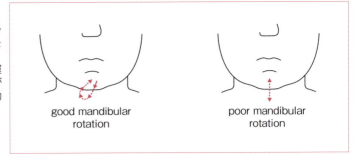

Chapter 7 の確認事項 ▶ eラーニング スライド10対応

1 着色水テストの概要を理解する．

▶ Chapter 8　サクサクテスト（SST）（図1）→（eラーニング ▶ スライド11）

サクサクテスト（SST）は，歯触りがよく咀嚼すると唾液で溶けやすいライスクラッカー（ハッピーターンやスナック菓子）を咀嚼させた際の顎の動きを観察し，咀嚼の動きが良好であるか不良であるかを判断するものである．

よく咀嚼できている場合には下顎の上下運動に加えて左右方向へのすりつぶし運動がみられる．上下運動のみの場合は，咀嚼の動きが不良とする．

粉砕の程度は，感度0.73，特異度0.93，食塊凝集度は感度0.45，特異度0.91，誤嚥は感度0.25，特異度0.85と報告されている[17]．

Chapter 8 の確認事項 ▶ eラーニング スライド11対応

1 サクサクテストの概要を理解する．

▶ Chapter 9　動脈血酸素飽和度（SpO$_2$）（表8）→（eラーニング ▶ スライド12）

全身状態のモニターとしてのSpO$_2$計測は非常に重要で，直接訓練中にSpO$_2$が低下した場合には，多量の誤嚥や誤嚥以外の全身状態の変化を疑う．

50mLの水を10mLずつ飲ませたときのSpO$_2$を測定し，2％以上低下した場合を陽性とした検査では，嚥下内視鏡検査は誤嚥の検出に対して感度0.79，特異度0.63，酸素飽和度検査は，感度0.56，特異度1.0，両検査の併用により，感度は0.94，特異度は0.63となる[18]．

嚥下検査や摂食の中止基準は，SpO$_2$が90％以下，あるいは安静時（検査前）と比較し，1分間のSpO$_2$が平均3％以上低下し，その状態が持続した場合である[19]．

Chapter 9 の確認事項 ▶ eラーニング スライド12対応

1 SpO$_2$と誤嚥との関係を理解する．

表8 動脈血酸素飽和度（SpO$_2$）

・全身状態のモニターとしてのSpO$_2$計測は非常に重要である
・50 mLの水を10 mLずつ飲ませたときのSpO$_2$を測定し，2％以上低下した場合を陽性とした場合，嚥下内視鏡検査または酸素飽和度検査を単独で行うよりも，両検査の併用で感度と特異度が上昇する（感度0.94，特異度0.63）
・嚥下検査や摂食の中止基準：SpO$_2$が90％以下あるいは安静時（検査前）より1分間のSpO$_2$が平均3％以上低下し，その状態が持続した場合

文 献

1) DePippo KL, Holas MA, Reding MJ：Validation of the 3-oz water swallow test for aspiration following stroke. Arch Neurol, 49：1259-1261, 1992.
2) Suiter DM, Leder SB：Clinical utility of the 3-ounce water swallow test. Dysphagia, 23：244-50, 2000.
3) Wu MC, Chang YC, Wang TG, et al.：Evaluating swallowing dysfunction using a 100-ml water swallowing test. Dysphagia, 19：43-47, 2004.
4) Nishiwaki K, Tsuji T, Liu M, et al.：Identification of a simple screening tool for dysphagia in patients with stroke using factor analysis of multiple dysphagia variables. J Rehabil Med, 37：247-251, 2005.
5) Daniels SK, McAdam CP, Brailey K, et al.：Clinical Assessment of Swallowing and Prediction of Dysphagia Severity. Am J Speech Lang Pathol, 6：17-24, 1997.
6) Teramoto S, Fukuchi Y：Detection of aspiration and swallowing disorder in older stroke patients: simple swallowing provocation test versus water swallowing test. Arch Phys Med Rehabil, 81：1517-1519, 2000.
7) Frakking TT, Chang AB, O'Grady KF, et al.：The Use of Cervical Auscultation to Predict Oropharyngeal Aspiration in Children.: A Randomized Controlled Trial. Dysphagia, 31：738-748, 2016.
8) 平野 薫，他：嚥下障害判定のための頸部聴診法の診断精度の検討．日口外誌，47(2)：93-100, 2001.
9) 高橋浩二，他：頭頸部腫瘍患者の嚥下障害に対する頸部聴診法の判定精度の検討．頭頸部腫瘍，27：198-203, 2001.
10) Takahashi K, Groher ME, Michi K：Methodology for detecting swallowing sounds. Dysphagia, 9：54-62, 1994.
11) Takahashi K, Groher ME, Michi K：Symmetry and reproducibility of swallowing sounds. Dysphagia, 9：168-173, 1994.
12) Nozue S, Ihara Y, Takahashi K, et al.：Accuracy of cervical auscultation in detecting the presence of material in the airway. Clin Exp Dent Res, 16：209-214, 2017.
13) O'Neil-Pirozzi TM, Lisiecki DJ, Jack Momose K, et al.：Simultaneous modified barium swallow and blue dye tests: a determination of the accuracy of blue dye test aspiration findings. Dysphagia, 18：32-38, 2003.
14) Béchet S, Hill F, Gilheaney Ó, et al.：Diagnostic Accuracy of the Modified Evan's Blue Dye Test in Detecting Aspiration in Patients with Tracheostomy: A Systematic Review of the Evidence. Dysphagia, 31：721-729, 2016.
15) Winklmaier U, Wüst K, Plinkert PK, et al.：The accuracy of the modified Evans blue dye test in detecting aspiration in head and neck cancer patients. Eur Arch Otorhinolaryngol, 264：1059-1064, 2007.
16) 藤島一郎，小島千枝子：摂食・嚥下障害の評価．総合リハ，24：1136-1142, 1996.
17) Tagashira I, Tohara H, Wakasugi Y, et al.：A new evaluation of masticatory ability in patients with dysphagia: The Saku-Saku Test. Arch Gerontol Geriatr, 74：106-111, 2018.
18) Chong MS, Lieu PK, Sitoh YY, et al.：Bedside clinical methods useful as screening test for aspiration in elderly patients with recent and previous strokes. Ann Acad Med Singap, 32(6)：790-794, 2003.
19) 日本摂食嚥下リハビリテーション学会医療検討委員会：嚥下造影の検査法（詳細版）2014年度版．日摂食嚥下リハ会誌，18：166-186, 2014.
20) 高橋浩二：26 その他のスクリーニングテスト．日本摂食嚥下リハビリテーション学会 eラーニング対応 第3分野 摂食嚥下障害の評価 ver.3, 医歯薬出版，東京，28-33, 2020.

第3分野 摂食嚥下障害の評価
9―スクリーニングテスト

29 医療機器による評価

Lecturer ▶ 中山渕利

日本大学歯学部摂食機能療法学講座准教授

学習目標 Learning Goals

- 嚥下造影（VF），嚥下内視鏡検査（VE）以外の医療機器を用いた評価法の意義と注意点について理解する
- 医療機器を用いた評価法の特徴と測定値を用いた判定方法について理解する

▶ Chapter 1　評価法の意義 → （eラーニング ▶ スライド2）

　VFやVEのほかにも医療機器を用いて摂食嚥下機能を評価する方法があり，これらの多くは内視鏡やX線撮影装置に比べて安価で，特別な技能を必要とせず，簡便に測定が行えるのが特徴である．

　評価できることが限られているため，測定結果のみで摂食嚥下障害を確定診断することはできないが，スクリーニング検査やVE，VFの補助的な検査として利用される．

　測定結果は数値で表示されるため，健常者との比較や介入前後での比較が可能である．

　測定結果は，訓練計画を立案や訓練効果を判定する際の参考にしたり，患者にフィードバックすることで訓練へのモチベーションを高めるといった活用が期待できる．

▶ Chapter 1の確認事項 ▶ eラーニング スライド2対応

1. VF，VE以外の機器を用いた評価法の意義を理解する．

▶ Chapter 2　測定時の注意点 → （eラーニング ▶ スライド3）

　測定には患者の協力が必要なため，十分な協力が得られない患者では，測定結果がその患者の能力を反映していない可能性がある．

　一度の検査時に2～3回測定を行い，測定結果の信頼性を確認する．測定結果に大きなばらつきがある場合には，いずれかの測定時に指示された動作を行っていない可能性がある．

　測定結果は，その能力の最大値を表しているに過ぎない．つまり，必ずしも「測定値が低い＝摂食嚥下障害」というわけではない．たとえば，舌圧の測定結果が健常者の平均値より低かったとしても，通常の食事を摂取するのに必要な力を満たしていれば，通常の食事を摂取することは可能である．ただし，その場合には「予備力」の低下が疑われる．

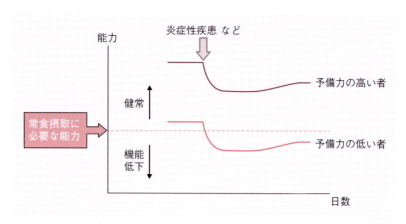

図1 予備力の高い者と低い者
予備力の高い者では，炎症性疾患などにより一時的に機能が低下した場合でも，健常レベルを維持できる．一方，予備力の低い者では，機能が低下する事態が発生すると健常レベルを維持できず，常食の摂取が困難となる可能性がある．

▶ Chapter 2の確認事項 ▶ eラーニング スライド3対応

1 測定結果は，性別や年齢の影響を受けやすい．
2 測定には患者の協力が必要なため，十分な協力が得られない患者では，測定結果がその患者の能力を反映していないことがある．
3 測定結果は，その能力の最大値を表しているに過ぎず，必ずしも「測定値が低い＝摂食嚥下障害」というわけではない．

▶ Chapter 3   予備力とは → (eラーニング ▶ スライド4)

　予備力とは，ある機能の最大能力と日常生活で必要とされる能力との差のことである．予備力が低下していると，強度の高い活動を行う際（たとえば，付着性の強いお餅や硬い煎餅を摂取する時など）に十分に処理できない可能性がある．
　また，予備力が低下している者に，さらに能力低下を引き起こす事態（炎症性疾患に罹患するなど）が生じると，常食の摂取が困難になるといった活動制限が生じる可能性がある（**図1**）．

▶ Chapter 3の確認事項 ▶ eラーニング スライド4対応

1 摂食嚥下機能に対する予備力低下による影響を理解する．

▶ Chapter 4   舌圧測定 → (eラーニング ▶ スライド5)

　舌圧とは，舌を口蓋に押しつける力のことである．この力が弱いと，食塊形成や食塊移送が困難になるほか，嚥下中の嚥下圧の産生にも影響する可能性がある．
　指示が理解できない場合（認知症，高次脳機能障害など），舌の指示動作ができない場合（失行など），プローブを挿入できない場合（開口障害など），プローブを保持できない場合（前歯部の欠損や動揺など）には，適切な測定が行えない．JMS舌圧測定器（製造販売：ジェイ・エム・エス，歯科販売：ジーシー）を用いた舌圧測定において，30kPa未満が口腔機能低下症の一つの基準とされている[1]．

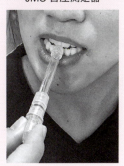

図2 舌圧測定法の一例(JMS舌圧測定器を用いた測定法)

> Chapter 4 の確認事項 ▶ eラーニング スライド5対応

1 舌圧の嚥下への影響，基準とされる測定値を理解する．

▶ Chapter 5　**舌圧測定法の一例** → (eラーニング▶スライド6)

図2に，JMS舌圧測定器を用いた舌圧測定法を示す．

▶ Chapter 6　**開口力測定** → (eラーニング▶スライド7)

　嚥下時に，顎舌骨筋，顎二腹筋，オトガイ舌骨筋が働くことで舌骨が前上方へと移動する[2]．いずれも口を開ける際に働く筋肉でもあるため，開口力を測定することで，これら舌骨上筋群の機能を評価することができる．指示理解ができない場合（認知症，高次脳障害など），指示動作ができない場合（失行など）には適切な測定が行えない．また，顎関節に障害がある場合（顎関節が脱臼しやすい，顎関節症など）には，測定中に顎関節脱臼や痛みを生じる可能性があるため，測定すべきではない．

　誤嚥のスクリーニングに開口力を用いた研究では，男性は3.2kg以下（感度57%，特異度93%），女性は4kg以下（感度79%，特異度52%）であったと報告されている[3]．

> Chapter 6 の確認事項 ▶ eラーニング スライド7対応

1 開口力測定の意義，測定のできないケースを理解する．

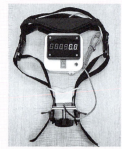
開口力トレーナー

1. 開口力トレーナーの頭部キャップを頭に被せる
2. 被験者が閉口した状態（歯は咬合した状態）で，顎カップを顎に当て，調整ベルトを締めて固定する
3. 被験者にできるだけ大きく開口してもらう

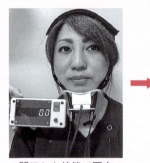
閉口した状態で固定
（旧式の開口力トレーナー使用）

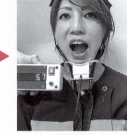
最大開口

図3　開口力測定法の一例（開口力トレーナーを用いた測定法）

▶ Chapter 7　開口力測定法の一例 →（eラーニング ▶ スライド8）

図3に，開口力トレーナー（リブト社製）を用いた開口力測定法を示す．

▶ Chapter 8　咬合力測定 →（eラーニング ▶ スライド9）

咬合力は食事を咬断，粉砕できるかどうかの判断基準となる．咬合力が低下すると，丸飲みや窒息の危険性が増すだけでなく，野菜に含まれるビタミンA，C，B_6，葉酸，食物繊維の摂取量が少なくなる可能性がある[4]．

指示が理解できない場合（認知症，高次脳機能障害など），指示動作ができない場合（失行など），咬合する歯がない場合には適切な測定ができない．また，強く噛みしめると歯などに痛みがある場合には測定すべきではない．

デンタルプレスケールによる咬合力200N未満が口腔機能低下症の一つの基準とされている[1]．また，デンタルプレスケールⅡにおいては，圧力フィルターなしでは500N，圧力フィルターありでは350Nを基準値とすることが提唱されている[5]．

▶ Chapter 8の確認事項 ▶ eラーニング スライド9対応

1 咬合力測定の意義，嚥下への影響，測定のできないケースを理解する．

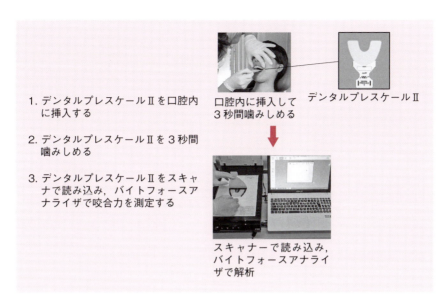

図4 咬合力測定法の一例（デンタルプレスケールⅡ〈ジーシー社〉を用いた方法）
(https://www.gc.dental/japan)

> Chapter 9　**咬合力測定の一例** → （eラーニング ▶ スライド10）

図4に，デンタルプレスケールⅡ（ジーシー社製）を用いた咬合力測定法を示す．

> Chapter 10　**咀嚼機能評価** → （eラーニング ▶ スライド11）

　咀嚼には咬断，粉砕，臼磨し，唾液と混和して嚥下しやすい食塊に形成する能力が必要とされる．しかし，これらの能力を個々に評価するのは困難であるため，グミゼリーやピーナッツを用いて咬断，粉砕する能力をみたり，咀嚼するほど色の変わるガムを用いて混和する能力をみたりすることで咀嚼機能を評価するのが一般的である．
　指示が理解できない患者（認知症，高次脳機能障害）や咬合する歯（義歯）がない患者では，咀嚼せずに口腔内に保持したり，咀嚼せずに嚥下してしまう可能性があるため控えるべきである．
　咀嚼能力検査システムにおけるグルコース濃度100mg/dL未満が口腔機能低下症の一つの基準とされている[1]．

▶ Chapter 10の確認事項 ▶ eラーニング スライド11対応

[1] 咀嚼機能評価の意義，嚥下への影響を理解する．

> Chapter 11　**咀嚼能力検査システム** → （eラーニング ▶ スライド12）

　図5に，グルコラム（ジーシー社製），グルコセンサー GS-Ⅱ（ジーシー社製）を用いた咀嚼能力検査システムを示す．

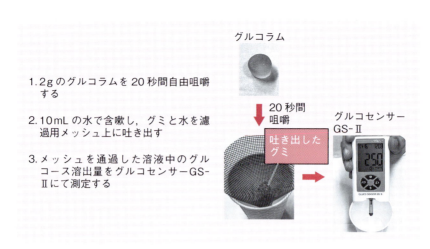

図5 咀嚼能力検査システム（グルコセンサー GS-Ⅱを用いた評価法）

文　献

1) 一般社団法人日本老年歯科医学会学術委員会：高齢期における口腔機能低下 ―学会見解論文 2016 年度版―. 老年歯学, 31（2）：81-99, 2016.
2) Pearson WG Jr, Langmore SE, Zumwalt AC：Evaluating the structural properties of suprahyoid muscles and their potential for moving the hyoid. Dysphagia, 26（4）：345-351, 2011.
3) Hara K, Tohara H, Wada S, Iida T, Ueda K, Ansai T：Jaw-opening force test to screen for Dysphagia：preliminary results. Arch Phys Med Rehabil, 95（5）：867-874, 2014.
4) Inomata C, Ikebe K, Kagawa R, et al.：Significance of occlusal force for dietary fibre and vitamin intakes in independently living 70-year-old Japanese：from SONIC Study. J Dent, 42：556-564, 2014.
5) Yasuhiro H, Koichiro M, Kazunori I, et al.：Relationship between two pressure-sensitive films for testing reduced occlusal force in diagnostic criteria for oral hypofunction. Gerodontology, 39（1）：3-9, 2022.

§10

嚥下内視鏡検査

第3分野　摂食嚥下障害の評価
10―嚥下内視鏡検査

30 概要・必要物品・管理

Lecturer ▶ 野原幹司

大阪大学大学院歯学研究科
顎口腔機能治療学准教授

学習目標

- 嚥下内視鏡検査の目的がわかる
- 嚥下内視鏡検査のユニット・準備物がわかる
- 嚥下内視鏡検査の利点と欠点がわかる

▶ Chapter 1　はじめに → (eラーニング ▶ スライド1)

　嚥下内視鏡検査は，習熟した術者が行うことにより，誤嚥・喉頭侵入，残留などの多くの臨床情報が得られ，訓練内容の決定や予後診断に非常に有効である．ここでは，嚥下内視鏡検査の概要・必要物品・管理について解説する．

▶ Chapter 2　嚥下内視鏡検査の概要と目的 → (eラーニング ▶ スライド2, 3)

　嚥下内視鏡検査とは，内視鏡を経鼻的に挿入し，安静時，嚥下時の咽頭・喉頭を観察する検査である．名称としては「嚥下内視鏡検査」「嚥下内視鏡」または「VE：videoendoscopic evaluation of swallowing」などがあるが，医療保険の項目としては「内視鏡下嚥下機能検査」が該当する．嚥下内視鏡は中下咽頭を見下ろす視野となり，一般的には画面の下が前方（口腔）になる．

　嚥下内視鏡検査の目的は，大きくは表1に示す六つである．重要なのは異常をみつけ経口摂取禁止にするのではなく，異常をみつけた場合には「どのようにすれば改善するか」まで提案できることが必要である．表1内「⑥ 患者・家族・スタッフへの教育指導」は忘れられがちであるが，嚥下内視鏡の画像はわかりやすいため，患者・家族・スタッフへの教育指導に用いたときの効果は大きい．

> Chapter 2 の確認事項 ▶ eラーニング スライド2, 3 対応
>
> 1 嚥下内視鏡検査の目的を理解する．

▶ Chapter 3　嚥下内視鏡検査の利点と欠点，嚥下内視鏡と嚥下造影の比較 → (eラーニング ▶ スライド4, 5)

　嚥下内視鏡検査の利点と欠点を表2に示す．これらは嚥下造影と比べた利点と欠点になるが，やはり内視鏡の利点は，被曝なく長時間の検査ができ，かつ検査ユニットが小さいために持ち運びが可能という点であろう．一方，欠点はいくつかあるが，ある程度は技術でカバーできる．嚥下運動の瞬間がみえないという欠点は，嚥下直前と直後を注意深く観察することで十分に補える．食道期の観察は不可能であるが，準備期は嚥下直前の食塊を観察することである程度評価できる．また，不快感も術者が手技に

表1 嚥下内視鏡検査の目的

① 咽頭の機能的異常の診断
② 器質的異常の評価
③ 咀嚼・食塊形成機能の診断
④ 咽頭の衛生状態の評価
⑤ 代償的嚥下法，リハビリテーションの効果確認
⑥ 患者・家族・スタッフへの教育指導

表2 嚥下内視鏡検査の利点と欠点

利点	欠点
長時間の観察が可能	嚥下動作の瞬間がみえない
検査ユニットが小規模	準備期※・食道期がみえない
普段の食事摂取の評価が可能	不快感がある
唾液や喀痰の観察が可能	気管後壁がみえない
患者や介護者の説明に有用	

※嚥下直前の食塊を観察することである程度評価可能．

表3 嚥下内視鏡検査と嚥下造影の比較

	嚥下内視鏡	嚥下造影
被曝	なし	あり
持ち運び	可	不可
実際の摂食時評価	可	不可
準備期・口腔期の評価	困難（間接的に可）	可
食道の評価	不可	可
誤嚥の評価	可	可

習熟することで軽減できる．しかし，内視鏡の挿入角度のために気管後壁がみえないという点は技術ではカバーできない．特にリクライニング位で検査した場合には，誤嚥物が気管後壁を流れていくことが多く，観察が困難となる．

嚥下内視鏡検査と嚥下造影の比較を表3に示す．嚥下内視鏡は，被曝がない，持ち運びが可能，実際の摂食時の評価が可能という点が嚥下造影に勝る．嚥下内視鏡で準備期，口腔期の評価は困難であるが，近年の研究から，咽頭に流れ込んでくる食塊を評価することにより間接的に準備期，口腔期の機能も評価できることが示されつつある．反対に，食道の評価ができないというのは嚥下造影と比べたときの嚥下内視鏡の大きな欠点である．誤嚥の評価は双方とも同程度に可能である．

▶ Chapter 3 の確認事項 ▶ eラーニング スライド4，5対応

1 嚥下内視鏡検査の利点・欠点を理解する．

▶ Chapter 4　電子スコープとファイバースコープ → (eラーニング ▶ スライド6)

内視鏡には大きく分けて2種類ある（図1）．電子スコープは，画像が鮮明で拡大などの画像処理も可能であるが，ユニットが大きく高価なのが難点である．ファイバースコープは，画像精度が劣るもののユニットが小さいために機動性が高く，安価であるという点が特徴である．通常の嚥下内視鏡では，それほど高い画像精度が必要となることは少なく，ファイバースコープで十分対応できる．

▶ Chapter 4 の確認事項 ▶ eラーニング スライド6対応

1 内視鏡の種類と，それぞれの特徴を理解する．

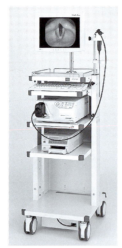
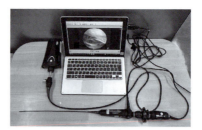

電子スコープユニット　図1　電子スコープとファイバースコープ

ファイバースコープユニット

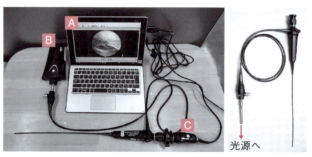

図2　嚥下内視鏡検査用機器の1例

▶ Chapter 5　嚥下内視鏡検査用機器のユニットの一例 → (eラーニング ▶ スライド7)

　嚥下内視鏡検査用機器のユニットの一例を図2に示す．AはモニASター兼録画装置となるPCであり，術者が内視鏡を操作する時や録画した内視鏡所見を確認するために必要となる．Bは光源であるが，咽頭腔は暗いため内視鏡検査には必須である．電池で稼働する小型の光源もあるが，光量や汎用性を考えると電源式の方が使いやすい．Cはカメラ（モジュレーター）であり，このカメラを内視鏡の接眼部に接続して画像を出力する（カメラはPCに接続されている）．音声を記録しておきたい場合には，PCに外部音声入力があればそれを利用すればよいが，ない場合にはPCにマイクロフォンを接続して録音するとよい．

　図の右は嚥下内視鏡（ファイバースコープ）である．シャフト部（挿入部）は，小児用には直径約2mmのものも存在するが，通常の嚥下内視鏡に用いるものは3～4mmである．

▶ Chapter 5の確認事項 ▶ eラーニング スライド7対応

1. 内視鏡検査ユニットの基本的な構成を理解する．

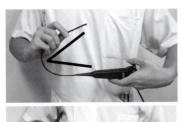
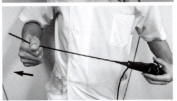

図3 内視鏡取り扱いの注意（禁止事項）

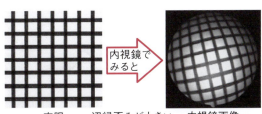
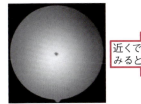
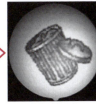

図4 内視鏡画像の特徴

▶Chapter 6　内視鏡取り扱いの注意 → (eラーニング▶スライド8)

　内視鏡のシャフト部分は多数の光ファイバーが入っているため，丁寧に扱わないとシャフト内部でファイバーの断裂（画面上では黒点として現れる）が生じる．ファイバーは屈曲と伸展に弱いため，**図3**上のようにシャフト部分を折り曲げたり，同図下のようにシャフト部分を引っ張ったりすると故障の原因となる．

▶ Chapter 6の確認事項 ▶eラーニング スライド8対応

1. 内視鏡取り扱い上の注意点を理解する．

▶Chapter 7　内視鏡画像の特徴 (図4) → (eラーニング▶スライド9)

　内視鏡でみられる画像の大きな特徴は，辺縁が歪んでいるという点である．したがって，画面の端にみえるものの形は実際の形とは異なって映っている．また，内視鏡の特性として，被写界深度が深く，対物レンズが観察物と離れても近づいても画像のピントが合う．すなわち，対物レンズが近づくと対象物は大きくみえ，離れると小さくみえるため，周りの解剖学的なランドマークを指標にある程度の目安はわかるが，対象物の大きさを実寸で計測することはできない．残留物にレンズが近づくと大量貯留にみえるが，離れるとそれほどの残留ではないということに気づくこともある．

▶ Chapter 7の確認事項 ▶eラーニング スライド9対応

1. 内視鏡画像の特徴を理解する．

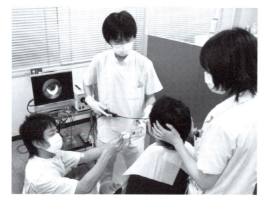

図5　嚥下内視鏡検査実施時の様子

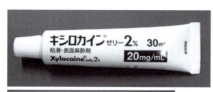

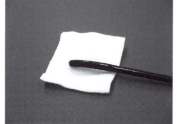

キシロカインゼリー

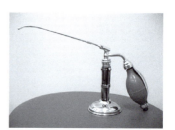

噴霧麻酔

図6　挿入時の麻酔

Chapter 8　嚥下内視鏡検査 →（eラーニング ▶ スライド10）

　内視鏡を使用するときは，術者のみで検査するのではなく，必ず複数名で行うことにより緊急時の対応ができるようにしておく．また，スムーズに検査を運ぶには，各種スイッチの切り替え，被検査者の抑制，検査食の提供などにも人員が必要である（図5）．

▶ Chapter 8の確認事項 ▶ eラーニング スライド10対応

1　検査実施時の留意点を押さえる．

Chapter 9　挿入時の麻酔 →（eラーニング ▶ スライド11）

　シャフト部は乾燥していると鼻粘膜に疼痛を生じるため，水や口腔用の保湿剤をつけると比較的スムーズに挿入できる．痛みをさらに軽減するには，キシロカインゼリーをシャフト部につけてから挿入すると検査中の違和感が軽減できるが，大量につけるとゼリーが咽頭に流れて咽頭感覚を麻酔してしまい正確な検査ができなくなるので注意が必要である．スプレータイプの麻酔は咽頭に流れる率が高いため嚥下内視鏡では使用しないほうがよい（図6）．

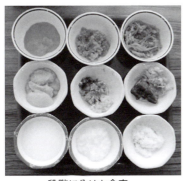
段階に分けた食事

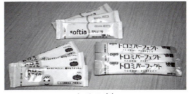
とろみ剤

図7 検査用食品

> Chapter 9 の確認事項 ▶ e ラーニング スライド 11 対応
>
> 1 挿入時の麻酔使用に関する注意点を理解する．

▶ Chapter 10 検査用食品（図7）→（eラーニング▶スライド12）

　無色や透明度が高いと内視鏡でみえにくいので，検査用食品は色がついて透過性が低いものがよい．液体の検査のときは牛乳を用いるとみえやすい．経口摂取をしている症例で，嚥下内視鏡検査を行うときは，検査用食品としてその患者が食べている食事段階の上と下を用意できていると，根拠をもった食事メニューの決定ができる．とろみ剤を準備しておくと，その場で検査用食品のとろみを調整できるので便利である．

> Chapter 10 の確認事項 ▶ e ラーニング スライド 12 対応
>
> 1 検査用食品にはどのようなものが適しているかを理解する．

▶ Chapter 11 食用色素の利用と内視鏡画像 →（eラーニング▶スライド13）

　透明の食品で検査したいときは食用色素を用いるとよい．特に，水やお茶など色が薄く透明度が高いものを観察したいときには着色が必須である．図8下は等量のゼリーを摂取しているときの画像であるが，無色のゼリーは貯留がわかりにくい．右の着色したゼリーは喉頭蓋谷にゼリーが貯留しているのが容易に観察できる．着色する色は緑か青が，粘膜に同化しないために観察しやすい．なお，現在保険適用となっている内視鏡下嚥下機能検査は，着色水を嚥下させた際の評価に対する点数となっていることに注意して行う．

> Chapter 11 の確認事項 ▶ e ラーニング スライド 13 対応
>
> 1 試料と食用色素の使い方を理解する．

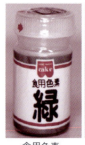 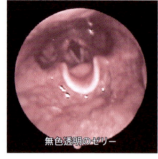 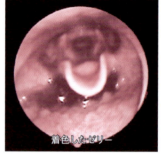

食用色素　　　　水　　　　　着色水

内視鏡画像

無色透明のゼリー　　着色したゼリー

図8　食用色素の利用と内視鏡画像

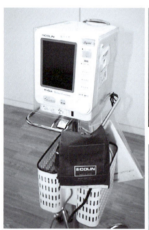 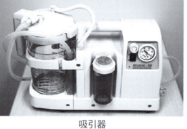 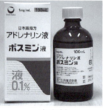 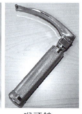

モニター　　　　吸引器　　　止血剤　　喉頭鏡

図9　緊急時のための準備物

Chapter 12　緊急時のための準備物 →（eラーニング▶スライド14）

嚥下内視鏡検査は比較的安全な検査であるが，合併症がゼロというわけではない．代表的な合併症の神経原性ショック，鼻・咽頭出血，誤嚥などには対応できるような準備が必要である（**図9**）．また現場で対応が不可能なときには，すみやかに対応可能な科，医療機関の協力を仰げるようにしておく（参照▶p. 52, 53）．

Chapter 12の確認事項 ▶ eラーニング スライド14対応

1. 嚥下内視鏡検査の合併症と，緊急時の対応を理解する．

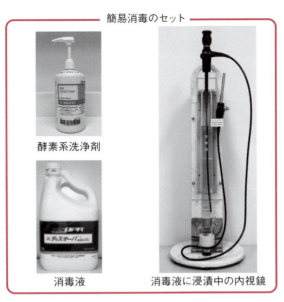
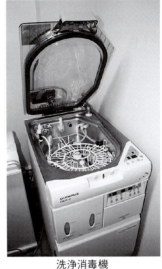

図10 消毒方法

▶ Chapter 13　**消毒方法** →（eラーニング ▶ スライド15）

　消毒は，普段の診療では簡易消毒で十分である．まず，酵素洗浄剤で鼻汁などのタンパク質を十分に洗い流し，そのあとでフタラール系の消毒剤に浸漬させるのが一般的である．ただ，接眼部も汚染された場合には，ガス滅菌や専用の洗浄消毒機で消毒・滅菌する必要がある．シャフト部に処置用の孔があるタイプの内視鏡は，簡易消毒ではなく洗浄消毒機での消毒が必須である（**図10**）．

▶ Chapter 13 の確認事項 ▶ eラーニング スライド15対応

1　内視鏡の消毒方法を理解する．

文　献

1) Langmore SE, Schatz K, Olson N：Fiberoptic endoscopic evaluation of swallowing safety：a new procedure. Dysphagia, 2：216-219, 1988.
2) Madden C, Fenton J, Hughes J, Timon C：Comparison between videofluoroscopy and milk-swallow endoscopy in the assessment of swallowing function. Clin Otolaryngol Allied Sci, 25：504-506, 2000.
3) Bastian RW：Videoendoscopic evaluation of patients with dysphagia：an adjunct to modified barium swallow. Otolaryngol Head Neck Surg, 104：339-350, 1991.
4) 佐々生康宏，野原幹司，小谷泰子，阪井丘芳：内視鏡による食塊形成機能の評価―健常有歯顎者を対象として―．老年歯学，23(1)：42-49, 2008.
5) Fukatsu H, Nohara K, Kotani Y, Tanaka N, Matsuno K, Sakai T：Endoscopic evaluation of food bolus formation and its relationship with the number of chewing cycles. J Oral Rehabil, 42：580-587, 2015.

第3分野 摂食嚥下障害の評価
10—嚥下内視鏡検査

31 検査の実際・合併症とその対策

Lecturer ▶ 藤井　航

九州歯科大学歯学部口腔保健学科
多職種連携推進ユニット教授

学習目標 Learning Goals
- 嚥下内視鏡検査（VE）の手順を理解する
- 起こりうる合併症とその対策を学習する

1 検査の実際

▶Chapter 1　ファイバースコープおよび周辺機器の準備・問診
→（eラーニング▶スライド2）

　まず，機器の動作確認を行い，録画，録音が確実にできるように確認をする．日時や氏名の録画をあらかじめ行っておくとよい．

　また，検査施行上のリスク管理として，アレルギー（局所麻酔薬，食物）や基礎疾患（出血傾向，鼻疾患，迷走神経反射や失神発作などの既応）の情報を得ておく．食品を使用するので，食品アレルギーの情報は不可欠である．

▶Chapter 2　用意したい物品（図1）→（eラーニング▶スライド3）

必要な物品（以下に示す）がそろっているかを確認する．
① 検査食品
・着色液体（とろみ水）
・ゼリー
・クッキー
・粥など
② 食具類
・シリンジ
・スプーン（中，小）
・ストロー
・紙コップ
③ 吸引器・パルスオキシメーター
④ その他
・PPE，手指消毒剤，ティッシュペーパー，鼻用ピンセット

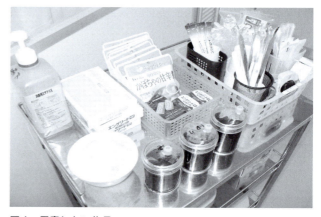

図1　用意したい物品

▶ Chapter 3　**ピンセット・吸引器**（図2）→（eラーニング▶スライド4）

　鼻道内に鼻垢がたまっている場合，ファイバースコープを挿入することは困難なので，除去しなければならない．自分で鼻をかんだり，除去したりできない症例も多いので，鼻用のピンセットがあると便利である．

　挿入後，貯留物が多い場合は，吸引器を用いて鼻腔，口腔，咽頭，喉頭内の貯留物を吸引することが必要である．

▶ Chapter 3 の確認事項 ▶ e ラーニング スライド 4 対応

1 内視鏡挿入前の対応を理解する．

▶ Chapter 4　**ファイバースコープの挿入**→（eラーニング▶スライド5）

　必要に応じて対物レンズに曇り止めをつけ，ファイバースコープの滑りをよくするため，先端部に水あるいは潤滑用ゼリー状基剤をつける．内視鏡操作部を利き手で把持し，角度調節レバーに拇指または示指を添え，反対の手でシャフト部（挿入部）を保持しながら外鼻孔からファイバースコープを挿入する．

　挿入時には，患者が挿入を避けるように不意に頭部を動かすことがあるので，適切に頭部を固定する．認知症の症例では特に注意をする．また，くしゃみなどで大きく頭位が動くこともありうる．ヘッドレスト付きの椅子や枕の使用，介助者の徒手などによる適切な固定が必要である．

▶ Chapter 4 の確認事項 ▶ e ラーニング スライド 5 対応

1 挿入時の姿勢，注意点を理解する．

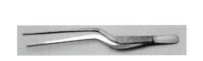
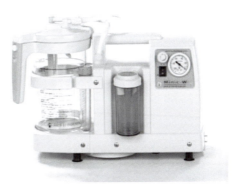

図2　ピンセット・吸引器
鼻用ピンセットは，鼻垢を除去するのに便利．
吸引器はリスク管理のため以外にも重要．
検査開始前に，吸引器を用いて鼻腔，口腔，咽頭，喉頭内の貯留物を吸引して，視野を確保しなければならないことも多い．

▶ 49

Chapter 5　ファイバースコープの挿入　下鼻甲介下方から
→（eラーニング▶スライド6）

　下鼻甲介下方からアプローチする場合は外鼻孔からほぼ水平方向にファイバースコープを挿入し，鼻中隔，下鼻甲介，鼻腔底を観察しながら内視鏡の挿入を進める（図3）．なお，いずれのアプローチの場合もファイバースコープの挿入動作を安定して行い，患者の頭部の急な動きにも追従できるようにシャフト部を保持した手の1，2本の指（通常は小指と環指）を患者の頬部付近に接触させておくのが望ましい．

▶ Chapter 5の確認事項 ▶ eラーニング スライド6対応

1　下鼻甲介下方から内視鏡を挿入する場合の留意点を理解する．

Chapter 6　ファイバースコープの挿入　下鼻甲介下方からの挿入例
→（eラーニング▶スライド7）

　図4は，VFとVEを同時に行っている図である．下鼻甲介下方から挿入されているので，硬口蓋に平行に挿入されているのがわかる．オリエンテーションがつきやすいので，初心者には実施しやすい．

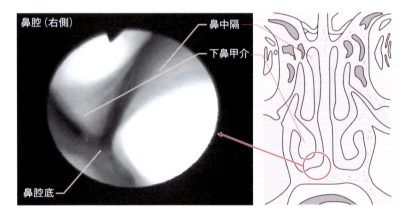

図3　ファイバースコープの挿入　下鼻甲介下方から
・下鼻甲介下方からアプローチする場合は外鼻孔からほぼ水平方向に内視鏡を挿入する．
・鼻中隔，下鼻甲介，鼻腔底を観察しながら，鼻道を中心にとらえながら，ファイバースコープの挿入を進める．
・初心者にも比較的行いやすい．

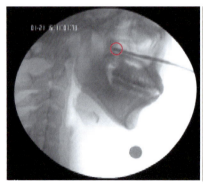 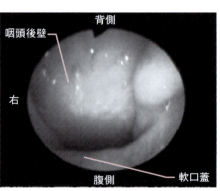

図4　下鼻甲介下方からの挿入例
左；ファイバースコープは下鼻甲介の下方を直進しているので，硬口蓋の上方にまっすぐ置かれている．
○；ファイバースコープ先端の位置．
右；VF同期時のファイバースコープ先端の位置からみた上咽頭．

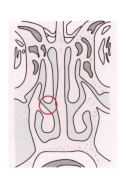

図5 ファイバースコープの挿入 下鼻甲介上方から
・下鼻甲介下方から挿入しにくいときは下鼻甲介上方からアプローチする．
・外鼻孔からやや斜め上方に向かってファイバースコープを挿入する．
・下方に下鼻甲介粘膜面，内側に鼻中隔を観察しながら下鼻甲介上面に沿って放物線を描くイメージで挿入する．
・鼻道が広く，慣れれば患者に苦痛を与えることが少ない．

▶ Chapter 7　ファイバースコープの挿入　下鼻甲介上方から
→（eラーニング▶スライド8）

　下鼻甲介上方の鼻道（図5）は比較的広いので，慣れればこの経路は患者の苦痛が少ないが，若干オリエンテーションがつきにくい．ファイバースコープを外鼻孔からやや斜め上方に向かって内視鏡を挿入し，下方に下鼻甲介粘膜面，内側に鼻中隔を観察しながら下鼻甲介上面に沿って放物線を描くイメージで挿入する．

▶ Chapter 7の確認事項 ▶ eラーニング スライド8対応

1　下鼻甲介上方の挿入経路の特徴を理解する．
2　挿入の要点を理解する．

▶ Chapter 8　除　痛 →（eラーニング▶スライド9）

　通常は，麻酔薬の使用は不要で，潤滑剤や水をファイバースコープ先端部に塗布するのみである．しかし，患者が疼痛を訴える場合は挿入した内視鏡を外鼻孔から引き抜き，2％リドカイン塩酸塩ゼリーや8％リドカイン塩酸塩スプレーなどの局所麻酔剤をファイバースコープ先端部と鼻孔粘膜に塗布する．

▶ Chapter 8の確認事項 ▶ eラーニング スライド9対応

1　除痛時の対応を理解する．

▶ Chapter 9　付着物への対処法 →（eラーニング▶スライド10）

　観察中に視野が確保されない場合は，先端が粘膜に接触しているか，分泌物などが先端に付着しているかである．このような場合には，ファイバースコープを先に進めることは厳禁である．2〜3cm引き抜いてみる．この操作で視野が回復しないときは付着物が原因である．空嚥下を指示し，先端に周囲軟部組織を接触させて除去を試みる．これらの操作でも付着物を除去できない場合は，ファイバースコープを完全に抜いて，先端を清掃し再挿入する．

▶ Chapter 9 の確認事項 ▶ e ラーニング スライド 10 対応

1 視野が確保されない場合の対処法を理解する．

2 合併症とその対策

Chapter 10　**失神発作** → (e ラーニング ▶ スライド 11)

　まれに，内視鏡挿入操作中ないし検査中に，突然に沈黙，徐脈，血圧下降をきたし，意識を消失することがあるといわれている．この誘因は，迷走神経の知覚枝に直接的な刺激が加わり引き起こされる場合と，緊張状態から自律神経系の不均衡をきたし，最終的に副交感神経優位となって起こる場合とがあるといわれている．いずれの場合も，急激な血圧低下による脳血流量低下によるものと考えられる．

　予防としては，患者の緊張をできるだけ和らげること，内視鏡操作は極力愛護的に行うことが重要である．常に患者の様子に気を配る．失神発作をきたした場合には，検査をただちに中止し，速やかに仰臥位とし，バイタルサインをチェックするとともに，気道確保，換気，血管確保など救命処置の準備をする．常に最悪の事態を想定した心構えと具体的な準備が必要である．

▶ Chapter 10 の確認事項 ▶ e ラーニング スライド 11 対応

1 内視鏡操作中の患者急変への対処法を理解する．
2 急変への予防法を理解する．

Chapter 11　**鼻出血・咽頭出血** → (e ラーニング ▶ スライド 12)

　鼻腔内の易出血部位は鼻中隔前端（キーゼルバッハ部位），下鼻道後端外側（ウッドルフ静脈叢）の2か所である．これらの部位ではわずかな機械的刺激でも出血する可能性がある．それ以外の場所からの出血は，内視鏡操作時に粘膜を損傷したものと考えられる．ただし，正常の鼻腔内では，適切な内視鏡操作で出血をさせることはほとんどない．しかし，不要に患者が動いたり，くしゃみで大きく頭が動いたりした場合に，先端が激しく粘膜をこすってしまうことはありえる．

　内視鏡操作による損傷を避けるポイントは，
① 視野に空間を確認できないときに内視鏡を進めない
② 位置指南ができなくなったら少し引き返す
③ 挿入深度を常に意識する
ということの3点である．また，事前に鼻疾患がないか，出血傾向を伴う疾患がないかを確認することも大切である．

　出血時の対応は，粘膜を擦過して血液がにじむようなときは，経過観察でよい．流血した場合，鼻中隔前端，下鼻甲介前端では直接的にタンポンなどで圧迫止血処置を試みる．出血傾向や凝固障害がなければ自然止血することも多い．出血が持続する場合には，速やかに耳鼻咽喉科の受診を勧める．

▶ Chapter 11 の確認事項 ▶ e ラーニング スライド 12 対応

1 鼻腔内の易出血部位を理解する．
2 内視鏡操作による鼻腔内損傷を避けるポイントを理解する．

▶ Chapter 12　**声帯損傷・喉頭痙攣** → (e ラーニング ▶ スライド 13)

　声帯粘膜は傷つきやすい．検査中に患者が不意に嚥下したり，また咳嗽などで喉頭が挙上したりするときに内視鏡先端が声帯粘膜に接触して損傷をきたすことがあるといわれている．特に声門下を観察しようとして，喉頭前庭内に先端を進めた際に危険性が高いので注意する．
　喉頭痙攣とは，喉頭入口部が痙攣性に収縮して狭窄ないし閉塞を起こすことをいう．単に左右の声帯が内転・近接し吸気性の喘鳴を呈する程度から，さらに高度になると仮声帯や披裂喉頭蓋襞が絞扼して喉頭入口部の完全閉塞を起こすに至る．特に喉頭前庭以下（特に声門下から気管）に強い刺激（挿管や溺水）が加わったときに起こるとされている．VE時では誤って，声門下に内視鏡が挿入されたようなときにこのようなことが起こりうるかもしれない．
　軽度であれば酸素を与え落ち着かせ，ゆっくりとした呼吸を促すだけで回復することもあるが，高度になれば加圧呼吸や気管内挿管などの救命処置を要する．

▶ Chapter 12 の確認事項 ▶ e ラーニング スライド 13 対応

1 声帯損傷，咽頭痙攣の概要と対応を理解する．

文　献

1) 日本摂食嚥下リハビリテーション学会医療検討委員会：嚥下内視鏡検査の標準的手順．日本摂食嚥下リハビリテーション学会ホームページ，医療検討委員会作成マニュアル．

第3分野 摂食嚥下障害の評価
10—嚥下内視鏡検査

32 正常所見・異常所見・小児の検査の要点

Lecturer ▶ 太田喜久夫[1]，木下憲治[2]

1) 藤田医科大学医学部ロボット技術活用地域リハビリ医学教授
2) 北海道医療大学病院歯科客員教授

学習目標 Learning Goals

- 嚥下内視鏡で観察される構造・機能解剖が理解できる
- 正常嚥下画像の特徴を理解する
- 嚥下障害患者の画像を観察し，異常所見を指摘できる
- 小児に対する嚥下内視鏡検査の観察点がわかる
- 成人に対する嚥下内視鏡検査との相違がわかる

▶ Chapter 1　**はじめに** → (eラーニング▶スライド1)

　嚥下内視鏡検査では，嚥下機能の評価だけでなく，咽頭や喉頭内の分泌物貯留の状態，咽頭や喉頭内の構造・麻痺の有無などを観察することが可能である．本章では，上記5項目を学習目標として設定した．嚥下障害のメカニズムを理解し，その対応法を立案するためには，嚥下内視鏡検査で得られる画像所見を十分に理解できるようになることが重要である．

▶ Chapter 2　**内視鏡画像のオリエンテーション** → (eラーニング▶スライド2)

　内視鏡観察の基本であるが，まず，内視鏡で得られる画像のオリエンテーションをつけること．**図1**のように，上部が背側，下部が腹側，向かって左が患者の右，向かって右が患者の左となっている．し

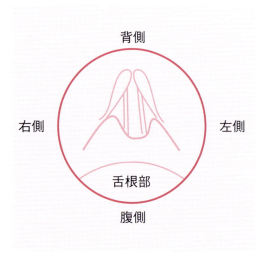

図1　内視鏡画像のオリエンテーション
図のように，上部が背側，下部が腹側となり，左が患者の右，右が患者の左となる．
この場合，舌根部や喉頭蓋は下方に位置する．
カメラの設定によっては，上下左右反対の画像で観察する場合もあり，確認すること．

たがって，舌根部や喉頭蓋は下方に位置する．ただし，カメラの設定によっては，上下左右反対の画像で観察する場合もある．カメラの設定とモニター画面を確認すること．

> ▶ **Chapter 2 の確認事項** ▶ eラーニング スライド 2 対応
> 1 内視鏡画像のオリエンテーションをつけられるようになる．

▶ Chapter 3　**嚥下内視鏡の観察部位** → (eラーニング ▶ スライド3)

　おもな嚥下内視鏡の観察点を解説する．図2のように，まず総鼻道を経由して，観察点1からは鼻咽頭 (nasopharynx) を観察し，おもに軟口蓋や上咽頭筋の機能評価を行う．次にファイバーを中咽頭腔に進め，観察点2からは口腔咽頭 (oropharynx) を観察し，舌根部や喉頭蓋谷，梨状窩，喉頭蓋の機能を評価する．さらに，喉頭蓋の後方を乗り越え，観察点3からは，喉頭前庭を観察し，披裂や声帯などの機能を評価する．

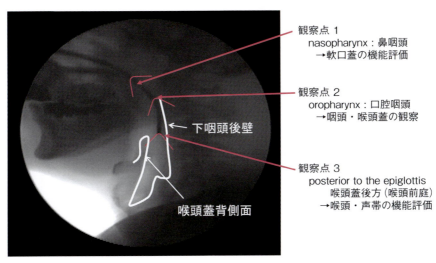

図2　嚥下内視鏡の観察部位

> ▶ **Chapter 3 の確認事項** ▶ eラーニング スライド 3 対応
> 1 内視鏡で観察する部位を押さえる．
> 2 それぞれの観察点における観察の要点を理解する．

▶ Chapter 4　**嚥下内視鏡での観察：正常所見** → (eラーニング ▶ スライド4)

　図3は，それぞれの観察点から得られる画像を示している．図2と対比しながら，ファイバー先端の位置と観察可能な構造を理解していただきたい．詳しい解剖学的解説は次のChapter以降に順次示す．

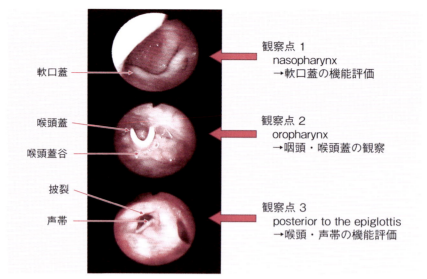

図3 嚥下内視鏡での観察：正常所見

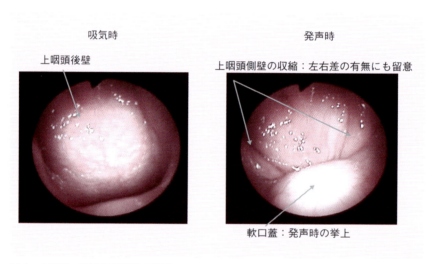

図4 上咽頭・鼻腔閉鎖機能の観察
・軟口蓋の挙上（および咽頭収縮）による鼻腔閉鎖機能を発声時，嚥下時で評価する．

Chapter 5　鼻咽頭（上咽頭）・鼻腔閉鎖機能の観察
→（eラーニング▶スライド5）

　図4は，右鼻腔から総鼻道を通過し，上咽頭を観察している所見である．向かって下方に軟口蓋，左に上咽頭右側壁，右方に上咽頭左側壁，奥に上咽頭後壁が観察される．ここでは，おもに軟口蓋の挙上や上咽頭筋の収縮による鼻腔咽頭閉鎖機能を評価する．図4右は発声時での評価で，軟口蓋の挙上だけでなく両側上咽頭側壁の収縮もみられる．空嚥下時には，発声時よりも強い鼻腔咽頭閉鎖がみられる．空嚥下時の鼻腔咽頭閉鎖は，eラーニングのスライド9における健常者嚥下内視鏡画像の動画でより詳しく理解できる（ 参照▶eラーニング スライド9 ）．

> Chapter 5の確認事項 ▶ e ラーニング スライド5対応

1 上咽頭観察の要点を押さえる．
2 鼻咽腔閉鎖機能を理解する．

▶ Chapter 6　**口腔咽頭（中咽頭）・喉頭蓋の観察** →（e ラーニング ▶ スライド6）

　中咽頭腔にファイバーの先端が到達し，下方には舌根部，喉頭蓋谷が観察される．中央に喉頭蓋，その両脇に梨状窩が観察できる（図5）．

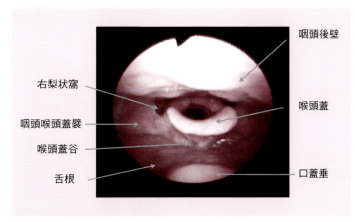

図5　口腔咽頭・喉頭蓋の観察
発赤・腫脹（炎症），浮腫，腫瘍の有無，粘膜の性状（貧血色など），
食物残渣の程度，唾液・分泌物の量と性状，貯留部位を観察する．

> Chapter 6の確認事項 ▶ e ラーニング スライド6対応

1 中咽頭観察の要点を押さえる．
2 内視鏡所見から中咽頭の解剖を理解する．

▶ Chapter 7　**喉頭蓋後方（背側）からの観察** →（e-ラーニング ▶ スライド7）

　喉頭蓋を乗り越えると，喉頭前庭が観察できる（図6）．まず喉頭内（喉頭前庭）を観察し，分泌物の性状や貯留の程度を評価する．また，分泌物が呼吸に伴って喉頭内へ侵入したり気管内へ誤嚥しないかを観察する．次に，喉頭蓋や披裂，仮声帯，声帯の構造や色調，浮腫の有無などを観察し，囊胞や肉芽腫，腫瘍などの有無についても留意する．さらに発声や息こらえをさせて，声帯や披裂の動きを詳しく評価する．なお，声帯麻痺はeラーニングのスライド15における動画で理解できる（参照 ▶ e ラーニング スライド15）．
　また，喉頭前庭は，図6中の点線で囲まれた領域であるが，そこへ食塊などが侵入することは喉頭侵入（penetration）と定義されている．また，声帯を越えた場合は，気管内誤嚥（aspiration）と呼ばれる．

1）喉頭内（喉頭前庭）の観察
　　分泌物の性状と貯留の程度
　　分泌物の喉頭侵入・気管内誤嚥の有無
2）喉頭蓋，披裂，仮声帯，声帯
　　構造，色調，浮腫の有無
3）声帯・披裂の動き（麻痺の有無）
　　発声時の声帯の動き
　　息こらえによる喉頭閉鎖能力の観察
　　痰の喀出能力の評価

★喉頭前庭に侵入（点線内）
喉頭侵入（penetration）
★声帯を越える
→ 気管内誤嚥（aspiration）

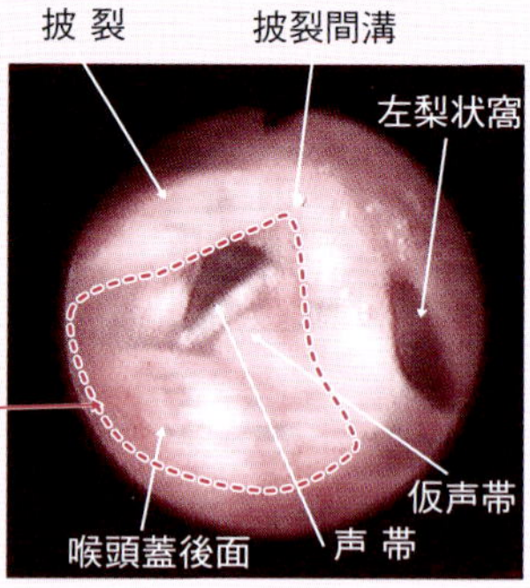

図6　喉頭蓋後方からの観察

Chapter 7 の確認事項 ▶ eラーニング スライド7対応

1 内視鏡所見から喉頭の解剖を理解する．
2 喉頭の解剖から，誤嚥と喉頭侵入の違いを理解する．

▶ Chapter 8　喉頭閉鎖機能の間接的評価 →（eラーニング▶スライド8）

　内視鏡検査では，嚥下の瞬間の観察はできないため，息こらえ時における喉頭閉鎖の様子を観察することによってその機能を評価する．図7左は吸気時で喉頭が開大している様子である．披裂や声帯が両脇に大きく開いている．図7中央は喉頭が閉鎖する途中の様子である．声帯は中央に寄り，披裂は前内方に寄りながら声門が閉じかかっている．さらに図7右では，披裂は喉頭蓋の後面に密着し，喉頭は完全に閉鎖される．披裂前方傾斜（arytenoids anterior tilting）と表現される．このような喉頭閉鎖が嚥下時にタイミングよく機能することによって，誤嚥を予防することが可能となっている．なお，この喉頭閉鎖は，患者に口を開けた状態で息を止めるように指示すると容易に観察できる．

Chapter 8 の確認事項 ▶ eラーニング スライド8対応

1 内視鏡では嚥下の瞬間が観察できないこと，そのため喉頭閉鎖を観察することで間接的に評価することを理解する．
2 喉頭閉鎖を理解する．

▶ Chapter 9　健常者の嚥下内視鏡画像の実際 →（eラーニング▶スライド9）

　図8は，健常者（成人男性）の嚥下内視鏡画像である（eラーニングスライド9では動画となっている）．

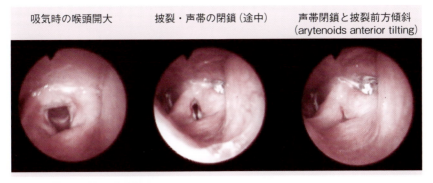

図7　喉頭閉鎖機能の間接的評価
内視鏡検査では，嚥下の瞬間の観察はできないため，息こらえ時における喉頭閉鎖の機能を評価する．

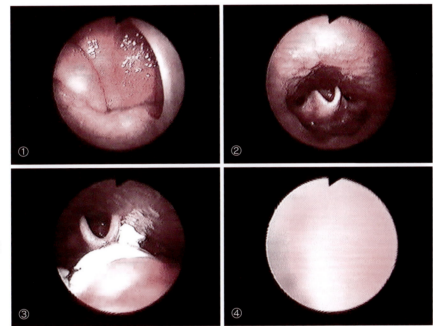

図8　健常者の嚥下内視鏡画像の実際
① 鼻咽腔閉鎖
② 発声時
③ 牛乳摂取時
④ ホワイトアウト

空嚥下による鼻腔咽頭閉鎖の様子を観察する．軟口蓋の挙上や咽頭側壁の内側への移動に留意すること．また，喉頭蓋や喉頭蓋谷，梨状窩などの解剖を確認する．喉頭前庭の観察後，発声時の声帯の動き，呼吸による声門の開大の様子を観察する．後半では，牛乳を飲む様子を観察する．ホワイトアウトで嚥下中は観察できない．嚥下反射後に誤嚥や咽頭・喉頭内の残留を評価する．本例では，咽頭内は牛乳で白くなるが，喉頭前庭には牛乳が侵入していないことを確認できる．

Chapter 9の確認事項 ▶ eラーニング スライド9対応

1 喉頭に障害のない運動を理解する．

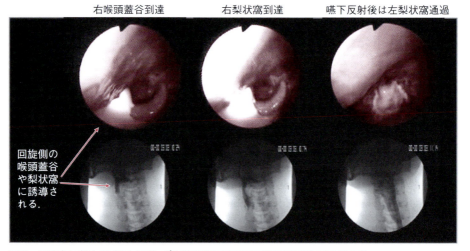

図9 頭頸部回旋とリクライニング座位姿勢は食塊を回旋側梨状窩に誘導する
頭頸部回旋の動きは側屈の動きでもあり，リクライニング座位では食塊は重力の影響で回旋側咽頭に流れ落ちる．非回旋側に食塊を誘導させるためには非回旋側への体幹側傾（体幹回旋）を追加する必要がある．

▶ Chapter 10　体位組み合わせ効果の理解 →（eラーニング ▶ スライド10）

　嚥下内視鏡で観察できるのは，空気のある空間である．したがって，咽頭腔内における液体の移動は，頭頸部の回旋や体幹のリクライニング姿勢・回旋の組み合わせで変化する．図9は，健常者がとろみ付きバリウム液を飲む様子をVFとVEで同期撮影したものである．体位の組み合わせは，リクライニング座位60度，頭頸部回旋右30度，軽度頸部屈曲位である．バリウム液は回旋側である右喉頭蓋谷および一部は右梨状窩に達した後，嚥下反射時に左喉頭蓋谷へと流れ，左梨状窩を通過して食道へ輸送される．体幹直立位であれば，健常者が嚥下するときには食塊は非回旋側の喉頭蓋谷・梨状窩を通過して食道に輸送されるが，リクライニング座位姿勢と頭頸部回旋を組み合わせることによって，健常者においても食塊が回旋側の梨状窩に流れ落ちることがあり，体位組み合わせ効果に留意して食塊が移動する様子を観察することが重要である．

▶ Chapter 10の確認事項 ▶ eラーニング スライド10対応

1　体位によって食塊の流れは変化するため，それを踏まえて観察部位，観察のポイントを確認することを理解する．

▶ Chapter 11　体位組み合わせ効果の例 →（eラーニング ▶ スライド11）

　右頭頸部回旋・リクライニング座位に体幹左回旋（側傾）を組み合わせた体位を紹介する（図10a）．この姿勢であれば，とろみの付いた液体を飲み込むときに，非回旋側である左喉頭蓋谷から左梨状窩へ流れ落ちる様子が観察される（図10b，c）．体位組み合わせ効果を利用することで食塊を目的とする咽頭側を通過できるようにすることが可能である．また，その効果を嚥下内視鏡により観察することができる．

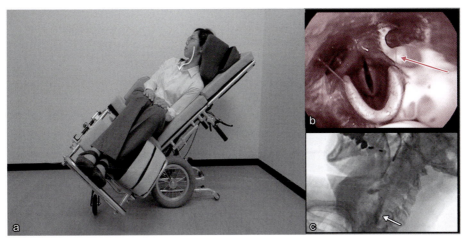

図10 体位組み合わせ効果の例
右頭頸部回旋・リクライニング座位に体幹左側傾（回旋）を追加（食塊は左咽頭から左梨状窩へ到達）．

> ▶ Chapter 11 の確認事項 ▶ eラーニング スライド11 対応
>
> 1 体位の組み合わせにより，食塊を目的とする咽頭側を通過させられることを理解する．

▶ Chapter 12　体位組み合わせ効果（VE画像） → （eラーニング ▶ スライド12）

　eラーニングに示した例では，右頭頸部回旋・リクライニング座位に体幹左回旋（側傾）を組み合わせた体位により，とろみ液が口腔から喉頭蓋谷へ送り込まれ，その後左梨状窩へ流れ落ちた後に嚥下される様子を観察できる（ 参照 ▶ eラーニング ）．

▶ Chapter 13　唾液誤嚥例（急性期脳出血患者の動画） → （eラーニング ▶ スライド14）

　図11は急性期脳出血患者で，発症3日目での嚥下内視鏡所見である．いわゆるのどの奥で「ごろごろ」といっている状態で，頻回に吸痰を行っている状況であった．内視鏡所見では，唾液が呼吸に伴い気管内に吸引される．喀出も不良であり，吸引と喀出を繰り返している．重度の意識障害であったが，意識改善に伴い3週後には経口摂取が可能となった．

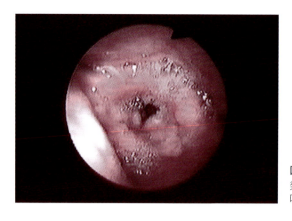

図11　唾液誤嚥例（急性期脳出血患者）
発症3日目；重度意識障害．唾液が呼吸に伴い気管内に吸引される．

Chapter 14　**とろみ液誤嚥例（認知症患者の動画）** → （eラーニング▶スライド15）

図12は，Alzheimer病で貧血を合併している患者である．全粥・きざみ食を摂取しているが，食事中にむせはみられない．ときどき微熱がみられるとのことで，食事後に嚥下内視鏡検査を実施した．まず，きざみ食の残りが喉頭蓋谷や喉頭前庭に認められる様子が観察できる（①）．次に牛乳プリンを摂食させると，食塊は右の梨状窩に到達し，あふれそうになってから嚥下反射が出現した．嚥下反射惹起が遅延している所見である（②）．嚥下反射後には，咽頭や喉頭に残留せず，気管内にも認められない．しかし，飲むヨーグルトでは，同様に右梨状窩に到達後嚥下反射が生じるが，喉頭閉鎖が間に合わずに気管内に誤嚥した様子が観察できる（③）．誤嚥後もまったく喀出反射は出現せず，典型的な無症候性誤嚥（silent aspiration）といえる．このように嚥下内視鏡検査では，食塊の通過経路や嚥下反射の開始時期を判定できる．

Chapter 15　**NG-tubeによる嚥下機能の弊害（急性期脳出血患者の動画）**
→ （eラーニング▶スライド16）

図13は脳出血急性期で意識障害が遷延し，NG-tube（経鼻胃管）での栄養管理がなされていた患者の内視鏡画像である．内視鏡で咽頭内を観察すると，tubeはとぐろを巻いており，さらにその周囲は分泌物などで汚染されている．また，喉頭蓋は発赤・腫脹しており，喉頭内にも分泌物が貯留している．しかし，喀出反射はみられず，刺激を与えてようやく気道内に貯留していた痰が喀出された．この症例は，検査直後にtubeを抜去して点滴栄養のみに切り替え，意識障害の改善に合わせてその2週後に経口摂取を開始した．

Chapter 16　**反回神経麻痺（Wallenberg症候群患者の動画）**
→ （eラーニング▶スライド17）

図14は，左延髄背外側梗塞でWallenberg症候群となった症例である．嗄声や嚥下障害を認める．発症後3年目の内視鏡所見である．左声帯や披裂は麻痺しており，発声時も左声帯は動かない．右声帯が左声帯に寄る形で声門を閉じて発声する様子が観察できる．発症初期は，右声帯は中央までの内転にと

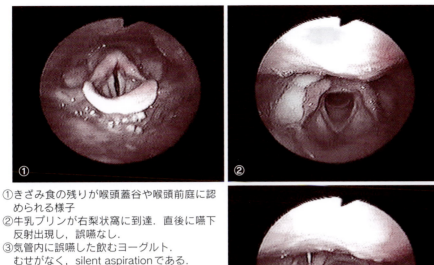

① きざみ食の残りが喉頭蓋谷や喉頭前庭に認められる様子
② 牛乳プリンが右梨状窩に到達．直後に嚥下反射出現し，誤嚥なし．
③ 気管内に誤嚥した飲むヨーグルト．むせがなく，silent aspirationである．

図12　とろみ液誤嚥（飲むヨーグルト）
貧血を合併したAlzheimer病患者．
嚥下反射の開始は，食塊が梨状窩に到達後である点に留意．

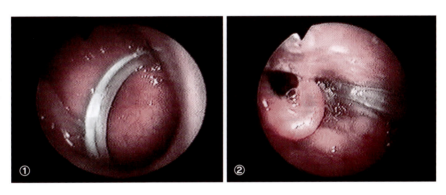

図13　嚥下機能のNG-tubeによる弊害（脳出血急性期意識障害例）
点滴栄養のみに切り替え，2週後に経口摂取開始．
① 咽頭でとぐろを巻くチューブ
② 発赤，腫脹した喉頭蓋

どまっていたため，声門は開いたままであり，著しい嗄声で発声持続時間も3秒と短縮していた．現在は7秒まで延長している．

Chapter 17　小児に対する嚥下内視鏡検査の特色 →（eラーニング▶スライド19）

　成人・高齢者における嚥下内視鏡検査と同様に，小児に対する嚥下内視鏡検査は器質的異常の評価，嚥下の機能的異常の診断という診断的検査であり，代償的方法・リハビリテーション手技の効果確認を目的とした治療的検査でもある．一方で，嚥下障害を有する小児では，上気道（鼻腔・鼻咽腔，咽頭，喉頭）の狭窄・舌根後退，喉頭軟化症等の問題を伴い，また指示に従えない者が多いため，治療的検査の点では限界もある．以下では，このような小児に対する嚥下内視鏡検査の観察ポイント，および成人に対する嚥下内視鏡検査との相違について解説する．

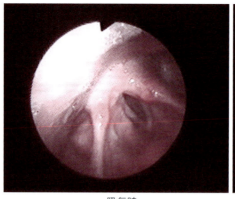

吸気時　　　　　　　　　　　　　　　発声時

図14　反回神経麻痺（Wallenberg症候群）
左延髄背外側梗塞（発症後3年経過）．左；吸気時　右；発声時

Chapter 18　小児に対する嚥下内視鏡検査の要点 →（eラーニング▶スライド20）

　小児では，挿入時の苦痛軽減と嚥下運動を阻害しないように，画質が荒くなるが軟性の細いファイバースコープを使用する．映像は必ず記録し，検査時の啼泣，喘鳴を記録するために，音声の記録を同時に行うことが望ましい．また，「抱っこ」や按頭台のついた座位保持椅子を使用し，安定した動きにくい姿勢で検査する．

　挿入時の苦痛軽減のために，ファイバースコープに2％リドカイン塩酸塩ゼリーを塗布して挿入するが，細径のファイバースコープ使用の際には，必ずしも必要ではない．キシロカインスプレー（8％）を鼻へ噴霧することは，鼻腔粘膜への刺激が強いこと，麻酔作用が下咽頭にまで及ぶ危険があるため，適切ではない．

　下鼻甲介上方からの挿入アプローチと下鼻甲介下方からの挿入アプローチがあり，下鼻甲介上方から挿入するほうがスムーズであることが多い．頭部の急な動きに追従できるように，シャフト部を保持する手の1，2本の指（通常は小指と薬指）を患者の頬骨部付近に接触させておき，ある程度固定した位置関係を保ちながら観察する．検査中は，SpO_2のモニターを行う．嚥下障害を有する小児では，発声，さまざまな嚥下手技，姿勢調節などの指示に従えない場合が多いため，観察を主体として所見をとることが多い．

Chapter 18の確認事項 ▶ eラーニング スライド20対応

1　小児に対する嚥下内視鏡検査の要点を理解する．

Chapter 19　観察項目①　鼻咽腔の評価；鼻咽腔閉鎖機能・食塊の逆流
→（eラーニング▶スライド21）

　鼻孔から内視鏡を挿入し，軟口蓋の動きを評価する．嚥下時，鼻咽腔閉鎖不全が認められる場合，食塊の逆流が認められる（図15）．指示に従えない小児の場合，発声による鼻咽腔閉鎖機能の評価は困難である．

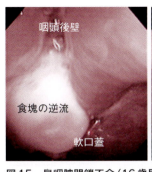
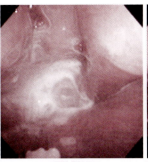
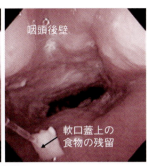

図15　鼻咽腔閉鎖不全（16歳男児，脳性麻痺）
食塊の逆流と軟口蓋上に食物の残留が観察される．

Chapter 19の確認事項 ▶ eラーニング スライド21対応

1 鼻咽腔閉鎖機能を理解する．
2 鼻咽腔閉鎖不全に伴う弊害（逆流，残留など）を理解する．

Chapter 20　観察項目②　咽頭腔の評価；喉頭前庭・咽頭腔の狭窄，舌根の後退（沈下） →（eラーニング ▶ スライド22, 23）

　嚥下に問題のある障害児では，喉頭前庭や咽頭腔の狭窄があり，舌根後退を伴っていることも多い．図16は，安静呼吸時に胸骨上切痕（suprasternal notch）の陥凹が認められ，姿勢は前傾，あるいは下顎を前方に牽引しないとSpO$_2$値の低下を認めた症例である．呼気時にわずかに喉頭口が観察可能であるが，吸気時には喉頭蓋が咽頭後壁に引き寄せられて接触している．

　舌根の後退（沈下）が認められる場合，喉頭前庭・下咽頭部の観察には，咽頭腔を広げるために下顎を前方に突出させる必要がある（図17）．

Chapter 20の確認事項 ▶ eラーニング スライド22, 23対応

1 上気道狭窄（舌根後退）検査に際しての要点を理解する．

Chapter 21　観察項目③　喉頭前庭，下咽頭部；両側披裂の腫脹 →（eラーニング ▶ スライド24）

　喉頭前庭・下咽頭部の観察では，喉頭前庭，下咽頭部の器質的異常の有無，唾液の貯留を観察する．嚥下に問題のある障害児では，披裂の浮腫・喉頭軟化症などの問題を伴っていることがある（図18）．

　指示に従えない小児の場合，発声や息こらえによる披裂の運動，声門の運動，喉頭閉鎖機能の評価は困難である．

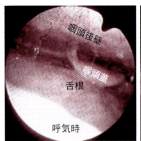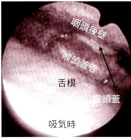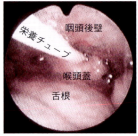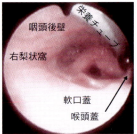

図16 喉頭前庭・咽頭腔の狭窄：舌根の後退（12歳男児，脳性麻痺）
姿勢は座位（床から60度），呼気時にわずかに喉頭口が観察されるが，吸気時には喉頭蓋が咽頭後壁に引き寄せられて接触している．

図17 咽頭腔の狭窄：舌根の後退（3歳男児，溺水後低酸素脳症：気管切開術後）
姿勢は座位（床から60度），喉頭前庭・下咽頭部の観察のために下顎枝後縁を前方に押し下顎を突出させて咽頭腔を広げ観察している．

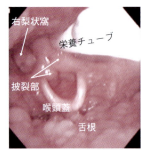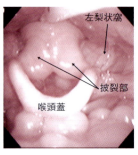

図18 披裂の腫脹（10歳女児，脳性麻痺）
両側披裂の腫脹により，声門が観察不能．

Chapter 21 の確認事項 ▶ e ラーニング スライド24 対応

1 喉頭前庭・下咽頭部の観察の要点を理解する．
2 披裂腫脹の所見を把握する．

Chapter 22 観察項目④　喉頭前庭，下咽頭部；唾液の貯留
→（eラーニング ▶ スライド25）

　安静時呼吸に際して喘鳴が認められる小児では，下咽頭・喉頭前庭に唾液の貯留が著しく認められ（**図19**），呼吸と同調し吸気時に声門下に流入し，呼気時に唾液が吹き出す所見がみられることがある．このような場合，重度の嚥下障害が疑われるので，あえて，食物や水分を摂取させての検査は行わない．

Chapter 22 の確認事項 ▶ e ラーニング スライド25 対応

1 喉頭前庭・下咽頭部の観察の要点を理解する．
2 喉頭前庭・下咽頭部における唾液貯留への対応を理解する．

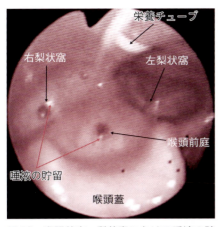

図19 喉頭前庭，梨状窩における唾液の貯留（3歳男児，脳性麻痺）
右梨状窩・喉頭前庭に唾液の貯留が認められる．

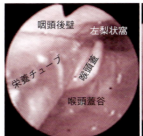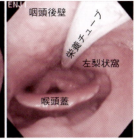

図20 太い経管栄養チューブが，喉頭蓋の動きを阻害（左図）

Chapter 23　観察項目⑤　咽頭腔；経管栄養チューブの走行
→（eラーニング▶スライド26）

　経鼻経管栄養法で，栄養チューブを留置している場合は，咽頭におけるチューブの走行，太さの確認が必要な場合がある．チューブが太く嚥下時，喉頭蓋の動きを阻害している場合がある（図20）．

Chapter 23の確認事項 ▶ eラーニング スライド26対応
1 カテーテル留置時における検査の要点を理解する．

Chapter 24　観察項目⑥　嚥下時の食塊評価 →（eラーニング▶スライド27）

　図21に掲げた症例では，日常の食形態はペースト食であったが，外部観察評価では口角の左右非対称の動き，下顎の側方臼磨運動が認められたため（図21A），煮た根菜（ニンジン）の経口摂取を嚥下内視鏡で観察した．体幹の角度45度，頸部伸展位（後屈）で，ニンジンが喉頭口に落下した（図21B）．呼気により食物は下咽頭に移動し，嚥下された．頸部屈曲位にすると食物が口腔から落下することはなくなったが，食物は舌による押しつぶしや，咀嚼もされずに丸飲みで嚥下されていることが判明した（図21C）．頭頸部肢位の重要性がわかる．また，外部観察による機能評価と実際の食物処理に乖離が認められた症例である．食物が咽頭へどのような形態で送り込まれているかを観察することにより，間接的に口腔機能を推測できる．

Chapter 24の確認事項 ▶ eラーニング スライド27対応
1 食塊評価によって把握できる事項を理解する．

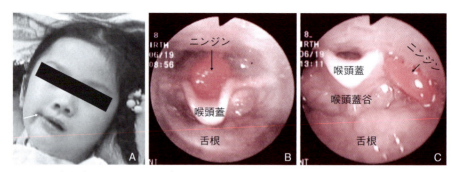

図21 外部観察では咀嚼の動きがみられる（A）症例（8歳女児，脳性麻痺）
口腔から喉頭口に食物（ニンジン）が落下（B：頸部伸展位；後屈），呼気により下咽頭へ移動し嚥下された．頸部屈曲位にすると食物が口腔から落下することはなくなったが，食物は舌による押しつぶしや，咀嚼もされずに嚥下されていることが判明した（C）．

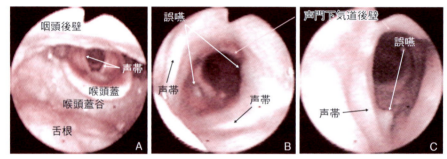

図22 誤嚥は嚥下後，食塊が声門を越えて観察された場合に診断可能（12歳男児，染色体異常）
嚥下後，喉頭前庭，喉頭蓋谷，下咽頭に食塊の残留が認められた（A）．さらに内視鏡先端を喉頭前庭に進めると，誤嚥が観察された（B，C）．

Chapter 25　観察項目⑦　誤嚥の評価 →（eラーニング▶スライド28）

　嚥下内視鏡検査では，嚥下反射時にはホワイトアウトとなって観察は不可能になる．ホワイトアウト後，喉頭蓋谷・梨状窩における食塊の残留の観察をし，さらに内視鏡先端を喉頭前庭部に進め，食塊の喉頭侵入，誤嚥を観察する（図22）．

　咽頭残留が認められた場合，何回の嚥下で残留がクリアになるかを観察することで咽頭の処理能力が評価できる．

　誤嚥は嚥下後，食塊が声門下に侵入したことを直視できた場合に診断可能であるが，声門下気道の後壁は死角となり観察不可能である．誤嚥が疑われた場合は，成人・高齢者の嚥下障害では，誤嚥物を直視にて確認するほかに咳をさせて排出される侵入物を確認することで判定するが，小児では指示に従えない場合が多いので，咳反射による喀出，呼気による排出，声門下の直視による観察所見で判定する．

　嚥下後，喉頭前庭・喉頭蓋谷・下咽頭に食塊の残留が認められ（図22A），さらに内視鏡先端を喉頭前庭に進めると誤嚥が観察された（図22B，C）．

Chapter 25の確認事項 ▶eラーニング スライド28対応

1. 誤嚥の評価法を理解する．

文　献

1) 太田喜久夫：摂食・嚥下障害リハビリテーション　ビデオ内視鏡検査—鼻咽喉ファイバースコープを用いた嚥下機能評価法の実際. Modern Physician, 26(1)：33-37, 2006.
2) Langmore SE, et al.：Fiberoptic endoscopic examination of swallowing safty；a new procedure. Dysphagia, 2(4)：216-219, 1988.
3) Bastian RW：Videoendoscopic evaluation of patients with dysphagia；an adjunct to the modified barium swallow. Otolaryngol Head Neck Surg, 104：339-349, 1991.
4) Langmore SE；Endoscopic and videofluoroscopic evaluations of swallowing and aspiration. Ann Otol Rhinol Laryngol, 100：678-681, 1991.
5) 日本摂食・嚥下リハビリテーション学会医療検討委員会：10. 小児での検査のポイント（担当：北住映二）. 嚥下内視鏡検査の標準的手順, 日摂食嚥下リハ会誌, 11(3)：389-402, 2007.
6) 太田喜久夫：4. 嚥下内視鏡検査(VE). 摂食嚥下リハビリテーション, 第3版, 才藤栄一, 植田浩一郎監修, 医歯薬出版, 東京, 122-124, 134-143, 2016.
7) 太田喜久夫：嚥下内視鏡検査(1)　正常所見と異常所見. これでナットク！摂食嚥下機能評価のコツ, 青柳陽一郎編, MB Med Reha, 240：70-78, 2019.

§11 嚥下造影

第3分野 摂食嚥下障害の評価
11—嚥下造影

33 概要・必要物品・造影剤

Lecturer ▶ 武原　格
東京都リハビリテーション病院
リハビリテーション科部長

学習目標 Learning Goals

- 嚥下造影の概要を理解できる
- 嚥下造影に必要な物品を列挙できる
- 嚥下造影に使用する造影剤の種類とリスクについて理解し適用できる

▶ Chapter 1　はじめに → (eラーニング▶スライド1)

　嚥下造影は，嚥下内視鏡とともに摂食嚥下リハビリテーションの領域でスクリーニングテストの結果や訓練中の状況把握，食材のレベル変更などのときに行う詳細な検査の一つであり，誤嚥の有無をはじめ，リハビリテーションに必要な多くの情報を提供する検査である．このため，摂食嚥下リハビリテーションを行うにあたり十分理解しておいてほしい検査である．

▶ Chapter 2　嚥下造影とは（概要）→ (eラーニング▶スライド2)

　摂食嚥下障害をもつ患者の嚥下動態を把握することは，摂食嚥下訓練を行う医療者にとって必要不可欠である．嚥下造影は，X線透視により口腔咽頭および食道の動きを観察することにより，嚥下機能を診断しようとする検査である．このためには，食品に造影性を与えることにより食品の動きをみるとともに，食品の通過状態から間接的に口腔咽頭の軟組織の動態を観察するものである．また，咽頭・喉頭部は空気を含んでいるため，陰性造影剤の役割を果たすので，食品に含有させたバリウムやヨードなどの陽性造影剤とともに，重要な観察項目となる（陰性造影剤，陽性造影剤については，Chapter 8参照）．咽頭嚥下は1秒以内と非常に速い運動であるので，動態の観察にはビデオ記録（30コマ/秒）が欠かせない．なお，本検査は，あくまでも機能検査であり，腫瘍などの疑いがある場合は必ず耳鼻咽喉科医等の専門家の診察を仰ぐ．

▶ Chapter 2の確認事項 ▶ eラーニング スライド2対応

1. 嚥下造影の概要を理解する．

▶ Chapter 3　検査の目的 → (eラーニング▶スライド3)

　嚥下造影の目的には，表1の1に掲げた診断のために行う検査と，2の治療のための検査がある．目的を明確にし，その目的を達成するために十分な検査を行うことはいうまでもない．一方で本検査は被曝を伴う検査であり，被検者，検者とも被曝に対する配慮が必要である．治療のための検査では，代償姿勢（右向き嚥下，左向き嚥下，うなずき嚥下，体位変換など）や食品の物性変化（食材の変更やとろみ

表1　検査の目的

1. 症状と病態の関係を明らかにする
   「診断のための検査」であり，形態的異常，機能的異常，誤嚥，残留などを明らかにする
2. 食品・体位・摂食方法などの調節により治療に反映させる
   「治療のための検査」であり，食品や体位，摂食方法などを調節することで安全に嚥下し，誤嚥や咽頭残留を減少させる方法を探す．実際の訓練や摂食場面で用いられる有力な情報を提供する
3. 訓練効果の判定や訓練内容の変更

の添加など）が適用される．3の訓練経過中に行う検査では，訓練効果の判定や，食事段階の変更，治療計画の見直しなどに重要な情報を提供する．

▶ Chapter 3の確認事項 ▶ eラーニング スライド3対応

1 嚥下造影の目的とリスクを理解する．

▶ Chapter 4　**必要物品①（図1）** → （eラーニング ▶ スライド4）

検査には，① X線透視装置，② 動画記録装置，③ 音声記録システム，④ 検査椅子，⑤ 観察システムなどが必要である．

▶ Chapter 4の確認事項 ▶ eラーニング スライド4対応

1 検査の必要物品を理解する．

▶ Chapter 5　**必要物品②** → （eラーニング ▶ スライド5）

　X線透視装置にはさまざまな装置があり，それぞれ特徴が異なる．多くは図2左のような据え置き型である．古い装置では透視装置固定のための基盤（ベース）が床に出っ張っていることが多く，検査椅子や車椅子を使用するときに障害となり，これを安定させるために床面を平らにするなどの工夫が必要なことが多い．また，X線管球を支えるアームや胃透視用の胃を押さえるアームなどが，位置合わせの邪魔になることもしばしばある．これらは検査の自由度に影響するので，装置や検査椅子を新たに購入する場合は，十分検討する必要がある．特に正面撮影をする場合，X線管球と検出器との間が狭く検出器に検査椅子の背があたったり，検査椅子を傾斜した状態での撮影が困難なことも少なくないので，現場での工夫が必要となる．被検者は，X線管球からできるだけ離して，かつ，検出器にできるだけ近づけて位置づけする．なぜなら，管球と被写体の間の距離が短くなると画像は拡大されて検出器に届き，撮影される範囲が相対的に狭くなり，画像も不鮮明になるからである．

　動画と音声の記録システムには，ビデオやDVDなどが用いられる．透視装置のモニターから画像を記録装置に入力する場合は，音声は別にマイクからアンプを介して入力する必要があることが多い．システムが完成したら必ず実際に試行してみて，音声・映像ともに記録されていることを確認する．

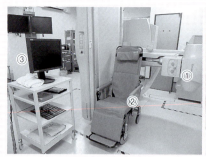
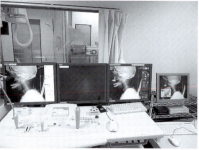

④動画記録装置および
⑤音声記録システム

図1　必要物品
検査には①X線透視装置，②検査椅子，③観察システム，④動画記録装置，⑤音声記録システムなどが必要である．

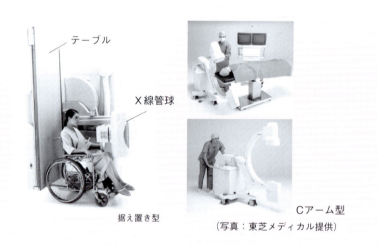

図2　X線透視装置
X線透視装置：据え置き型（左図），Cアーム型（右図），天井走行型などさまざまな装置があり，それぞれ特徴が異なる．特に正面撮影をする場合，問題が多い．

Chpater 5の確認事項 ▶ eラーニング スライド5対応

1. X線透視装置の概要を理解する．
2. 検査機器の特徴と検査時におけるその影響を理解する．

Chapter 6　検査椅子・観察システム → (eラーニング ▶ スライド6)

　検査椅子（図3）は，国内で何種類も販売されている．仰臥位30度で検査することを想定する場合，X線管球とテーブルの間が狭いので，装置にあたって撮影困難になることが多い．また，車椅子などで検

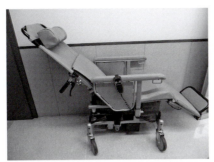
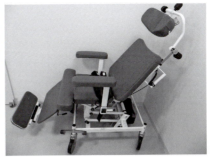

図3 検査椅子
検査椅子には，安全な摂食姿勢を検討するためリクライニング機能が必要である．
検査椅子は仰臥位30度で検査することを想定する場合，X線透視装置のテーブルに背もたれがあたって撮影困難なこともあるので，事前に十分な検討が必要である．

査する場合は，正面撮影のときに椅子のフレームなどの金属が邪魔になることも多いので工夫が必要になる．

観察システムは，テレビモニタなどを用いると複数で観察することができる．コンピュータに取り込んで観察することも可能な場合が多い．時間情報は，ビデオによるものやコンピュータソフトによるものなどが利用可能であるが，正確な情報かどうかについては，使用しているシステムを検討する必要がある．スローモーションやストップモーションの可能な機器で観察し，1コマ約1/30秒として時間情報も得ることができる．

▶ Chapter 7　記録速度 →（eラーニング▶スライド7）

嚥下造影をVF（videofluoroscopic examination of swallowing, videofluorography of swallowing）と呼ぶのは，ビデオに記録されることが多いからである．記録速度は，ビデオに記録することにより，おのずと30コマ毎秒が確保される．しかし，デジタル式のX線透視装置では記録コマ数が少ない選択があるので注意する．

▶ Chpater 7の確認事項 ▶ eラーニング スライド7対応

①　VFの記録速度を知る．

▶ Chapter 8　造影剤 →（eラーニング▶スライド8）

造影剤は，X線を吸収して他の部位と差をつける（みえるようにする）陽性造影剤と空気のようにX線を透過して他の部位と差をつける陰性造影剤に分けられる．通常，造影剤というと陽性造影剤をいう．X線は原子番号の大きいものほどよく吸収するので，バリウム（Ba；56），ヨード（I；53）が用いられている．ガストログラフィンは胃透視の検査でよく用いられるものであるが，肺毒性が強いため使用しない．造影剤の味は，ガストログラフィンは非常に苦い．非イオン性のヨード製剤，たとえばイオパミドールは，やや甘いようだが後味として苦味が残る．イオトロラン（イソビスト）は非常に甘い．バリウム製剤は，胃透視等で用いられるタイプは飲むヨーグルトのような状態にしてあるが，希釈してい

表2 造影剤の副作用

「じんましん，気分が悪い，顔色が青白くなる，手足が冷たくなる，喉がつまる，息苦しい，息がしにくい」などの症状が出たら，適切な処置をとる
消化管穿孔（腸閉塞，腹膜炎）の防止のための対策として以下の注意書きがある．高齢者の場合，より重篤な転帰をたどることがあるので要注意．嚥下造影では，量が少ないのであまり問題にならないが，以下に注意事項をあげる 1．便秘の有無 2．下剤の必要性について 3．検査後の水分補給 4．便意がなくても定期的にトイレでの排泄誘導 5．バリウム便が出たか，便秘，腹痛はないか 6．バリウムが排泄されないと，時間の経過とともにより出にくくなる

くとだんだん味が粉臭くなる．このように，造影剤により特徴があり，使用している状況により味が変わるので，検査者は自分で味見をしておくとよい．ヨード過敏症は多くはないが，ショックがあるので問診等で十分な情報を得るようにする．

▶ Chpater 8 の確認事項 ▶ eラーニング スライド8対応

1 造影剤の種類と特徴を理解する．

▶ Chapter 9　**造影剤の副作用について** → (eラーニング ▶ スライド9, 10)

ヨード系においては，アレルギーによるショックが問題になるが，緊急事態が起こった場合に対処できるようにしておくことが重要である．

また，表2に造影剤の副作用を具体的に示した．使用する造影剤の注意事項などにはしっかり目を通しておく必要がある．

▶ Chapter 9 の確認事項 ▶ eラーニング スライド9, 10対応

1 造影剤の副作用を理解する．

▶ Chapter 10　**造影剤の種類と特徴** → (eラーニング ▶ スライド11)

表3に造影剤の種類を示した．ヨード系はイオン性と非イオン性があり，一般に非イオン性が肺毒性が少ないので，嚥下造影に用いられることが多い．

硫酸バリウムもよく使用されるが，胃透視などで用いられる濃度では，お茶や水の検査にはならない．これはバリウムが胃壁に付着しやすいよう，粘性が高い状態となっているためである．通常バリウムは100W/V％以上のものが多いので，飲料用水で2倍から5倍希釈して用いる．

▶ Chpater 10 の確認事項 ▶ eラーニング スライド11対応

1 造影剤の種類と特徴を理解する．

表3　造影剤

水溶性ヨード系造影剤（市販品名）	(1) 非イオン性（第3世代） 　　低浸透圧：イオパミロン300(3), オムニパーク300(2), オプチレイ240,320(2), イオメロン300,350(2) 　　等浸透圧：イソビスト240(1), イオパミロン150(1) (2) イオン性（第2世代） 　　モノマー型（高浸透圧）　ウログラフィン60(6),76(9) 　　ダイマー型（低浸透圧）　ビリスコピン50(1) *（　）内は浸透圧比，薬品名の後の300,150などの数字は1mL中に含有するヨード量（mgI/mL）を示す
硫酸バリウム	散剤：バリトップ，バリトゲンデラックス 液剤（懸濁液）：バリトップゾル150など *濃度は30〜40W/V%

▶ Chapter 11　造影剤の誤嚥による死亡事故報告例 → (eラーニング ▶ スライド12)

造影剤の誤嚥によって死亡事故が報告されている[2-4]ことも，念頭に置いておく必要がある．

▶ Chpater 11の確認事項 ▶ eラーニング スライド12対応
1 造影剤の誤嚥による危険性を理解する．

▶ Chapter 12　造影剤誤嚥の動物実験 → (eラーニング ▶ スライド13)

造影剤の肺毒性に関する実験結果が報告されている[5-7]．この実験結果により，現在非イオン性造影剤が嚥下造影に用いられる根拠となっている．

▶ Chapter 13　検査食品 → (eラーニング ▶ スライド14, 15)

一般に，ほとんどの食品は造影性をもたないため，X線検査でみることができない．このため，検査食には造影剤を添加する必要がある．

イオパミドールやイオヘキソールなどの非イオン性造影剤はジェネリック製品が出ており，価格の面でこちらが用いられることが多い．

表4に造影剤を加えた検査食の一部を示した．バリウムゼリーは多くの病院で使用されている．さらに多くの具体的レシピが日摂食嚥下リハ会誌[8]，日本摂食嚥下リハビリテーション学会のホームページ上にある「嚥下造影の検査法（詳細版）」より入手できるので参考にされたい．

表4 造影剤を加えた検査食の具体例

硫酸バリウム液	硫酸バリウム（120〜160%）を薄めて30〜40%にする
増粘剤加硫酸バリウム液	30〜40%の硫酸バリウムに，増粘剤を加えると水や汁物に増粘剤を加えた状態に近くなる．増粘剤の添加量によって，粘度が異なるので目的に合う粘度に調整する
ゼリー	ゼラチンゼリーの検査食品は硫酸バリウム50g，水100mL，ゼラチン2g，砂糖20gで作成する．硬めの寒天ゼリーは砕くと粒状になり，ご飯粒などに類似する．ゼリーの代わりに寒天粉末1.5gを入れる
ヨーグルト・プリン	ヨーグルト，プリンにその場で造影剤を添加して使用するため，泥状になり通常とはわずかに異なる
クッキー	咀嚼，口腔内処理能力をみるのに最適．市販のクッキーに硫酸バリウム液を塗って使用することも可能である．あらかじめ作成して冷凍保存することもできる．バター125g，砂糖110g，卵黄1個，薄力粉100g，バリウム粉末25g
薬	硫酸バリウムをカプセルに入れる．薬剤シートにバリウムを入れて固める．散剤はバリウムパウダーをそのまま使用するなど

文 献

1) Katayama H, Yamaguchi K, Kozuka T, Takashima T, Matsuura K, Nakata H, Tanabe M, Brunger C：Full-scale investigation into adverse reaction in Japan. Risk factor analysis. The Japanese Committee on the Safety of Contrast Media. Invest Radiol, 26（1）：S33-36；discussion S40-1, 1991.
2) Gray C, et al.：Aspiration of high-density barium contrast medium causing acute pulmonary inflammation -Report of two fatal cases in elderly women with disordered swallowing-. Clinical Radiology, 40：397-400, 1989.
3) Trulzsch DV, et al.：Gastrografin-induced aspiration pneumonia：a lethal complication of computed tomography. South Med J, 85：1255-1256, 1992.
4) 江畑智希，他：ガストログラフィンによる嚥下性肺炎の1例．八千代病院紀要，13：10-11，1993.
5) MacAlister WH, et al.：The effect of some contrast agents in the lung：An experimental study in the rat and dog. Am J Radiol, 140：245-251, 1983.
6) Ginai AZ, et al.：Experimental evaluation of various available contrast agents for use in the upper gastrointestinal tract in case of suspected leakage. Effects on lungs. Brit J Radiol, 57：895-901, 1984.
7) Miyazawa T, et al.：Effect of water-soluble contrast medium on the lung in rats comparison of iotolan, iopamidol, and diatrizoate. Invest Radiol, 25：999-1003, 1990.
8) 日本摂食嚥下リハビリテーション学会医療検討委員会：嚥下造影の検査法（詳細版）2014年版．日摂食嚥下リハ会誌，18：166-186, 2014.

第3分野 摂食嚥下障害の評価
11—嚥下造影

34 検査の実際・合併症とその対策（嚥下造影）

Lecturer ▶ 柴田斉子

藤田医科大学医学部
リハビリテーション医学講座准教授

学習目標 Learning Goals

- 嚥下造影の合併症を知り，その対策を講じることができる
- 嚥下造影の手順がわかる
- 統一した評価が行えるようになる

▶ Chapter 1　**嚥下機能評価の実際**（図1）→（eラーニング▶スライド2）

　摂食嚥下障害の診断には，まず，摂食嚥下障害の可能性があるかを疑って診察を進めることが重要である．診察では，問診で摂食嚥下障害に該当する症状や，摂食嚥下障害の原因となる疾患の有無等を聴取する．次に，意識レベル，頸部・四肢可動域，栄養状態，認知度などの精神・身体機能を評価し，口腔・咽頭・喉頭機能の評価を行う．上記の臨床的評価をもとに摂食嚥下障害の有無を推測し，嚥下スクリーニング検査に進む．

　嚥下スクリーニング検査では，反復唾液嚥下テスト（RSST），改訂水飲みテスト（MWST），フードテスト（FT），30 mL水飲みテストなど，複数の検査を組み合わせ，むせや湿性嗄声，口腔からの送り込みにかかる時間，嚥下反射惹起までにかかる時間などを指標に摂食嚥下障害の有無，その重症度を判断する．

　嚥下造影（VF）や嚥下内視鏡検査（VE）などの画像を用いた嚥下機能評価は，上記スクリーニングではみることのできない部分をみえるようにするところに大きな利点がある．嚥下関連器官の動きをみることで，障害の要素を判定し間接訓練や嚥下手技の導入につなげることができる．嚥下関連器官の動きと食塊移送のタイミングあるいは食塊通過経路をみることで，誤嚥のタイミングを判断し姿勢調整や食

1. 問診
2. 精神・身体機能の評価
3. 口腔・咽頭・喉頭の診察
4. 嚥下スクリーニング検査

- 摂食嚥下障害の有無，重症度を推測する
- むせや湿性嗄声の有無を指標にして食形態や姿勢調整の変更を行うことも可能
- 画像評価の要否を判断する

5. 嚥下機能評価（嚥下造影 or 嚥下内視鏡検査）
　　検査の説明・同意
　　検査物品の準備
　　検査の実施
　　結果の解釈
　　方針の決定

画像検査の利点：「みえないものがみえる」
＝「何をみたいのか」を意識して検査を行う

6. 経過 follow と再評価

- 機能の向上に合わせて方針のアップデート，再評価をくり返して最終GOALを目指す．

図1　嚥下機能評価の実際

形態変更につなげることができる．食塊残留の位置や量をみることで，姿勢調整や食形態変更につなげることができる．したがって，画像を用いた嚥下機能評価では，「みえないものがみえる」という利点を十分に活用できるように，「何をみたいのか」をしっかり意識して検査を行うことが重要である．

画像を用いた嚥下機能評価の結果から，誤嚥・食塊残留などを引き起こす障害の要素を判定し，間接訓練の内容を決める．適切な難易度で直接訓練を進め，能力の向上に合わせて段階的にステップアップするために，その時点でぎりぎり誤嚥せずに食べることのできる条件設定（姿勢，食形態，一口量，食事回数，介助の要否，介助方法）を決める．

直接訓練を開始したら必ず定期的に摂取場面を観察し，機能の向上が得られたと判断できたら変更可能な条件設定を変更し，次のステップに進む．

このように再評価を繰り返し，必要であれば画像を用いた嚥下機能再評価も行って最終GOALを目指す．

▶ Chapter 1 の確認事項 ▶ eラーニング スライド2対応

1 画像検査では，何を確認したいのかを意識して行うことが重要となる．
2 評価→介入→再評価（必要に応じ再度の画像検査）というサイクルを理解する．

Chapter 2　VFとVEの比較 →（eラーニング ▶ スライド3）

表1に，VFとVEの利点と欠点を比較した．

VFは，口腔から胃までの範囲を観察でき，構造物の動き，食塊の流れ方を観察できることが最大の利点であるが，患者が検査室に移動できなければならず，放射線被曝の低減のため検査時間に制約があることが欠点となる．さまざまな姿勢調整を試すためには，正面像を撮影できる検査室の広さや，専用の椅子の準備が必要となる．

VEは，ベッドサイドで実施でき，造影剤を必要とせず普段の食事を使って評価を行えること，咽頭・喉頭を直接観察でき，分泌物貯留，声門閉鎖の状況や食塊流入経路，咽頭残留の部位や量を観察できるが，内視鏡の死角や嚥下時のwhite outにより観察できない部分，タイミングがあることに留意が必要である．内視鏡挿入による不快感や緊張により，いつもの嚥下状況と異なる結果となる場合があることにも注意が必要である．

▶ Chapter 2 の確認事項 ▶ eラーニング スライド3対応

1 VF・VEの利点と欠点を理解する．

Chapter 3　VF・VEのどちらを選択するか（表2）→（eラーニング ▶ スライド4）

VF・VEのどちらを実施するかは，双方の利点と欠点を総合して判断する．

患者がVF検査室に行くことができるか否かが第一条件になるが，筆者は，嚥下動態の把握にはVFが優れていると考えている．VFにて嚥下関連器官の動きを確認し，障害の要素を判定し，訓練内容の決定や訓練効果の判定を行う．嚥下関連器官の動きと食塊流入の両方が観察できるため，姿勢調整や嚥下手技の効果はVFで判定しやすい．また，食道の観察が可能であり，胃食道逆流や気管食道瘻が判明

表1　VFとVEの比較

		利点	欠点
VF	口腔期	・舌運動，咀嚼，食塊形成の評価ができる ・高口蓋の影響，口腔内における食塊の動きを観察できる	・患者は検査室に移動しなければならない ・造影剤使用に伴う副作用のリスクがある ・放射線被曝を考慮して検査時間の制約がある ・検査室の環境によっては，姿勢調整や正面像の観察ができないことがある
	咽頭期	・舌骨・喉頭の運動が観察できる ・喉頭閉鎖・咽頭収縮の程度を観察できる ・食道入口部開大の程度を観察できる ・鼻咽腔逆流を観察できる	
	食道期	・蠕動不良，食塊の停滞・逆流が観察できる ・まれに気管食道瘻が判明することもある	
VE		・ベッドサイドで実施可能 ・造影剤を必要とせず，検査食の選択幅が広い ・喉頭周囲の唾液貯留など，嚥下前の咽頭内環境を観察できる ・声帯運動，声門閉鎖を評価できる ・食塊の流入経路，嚥下反射惹起のタイミングを観察できる ・咽頭残留の部位，量の観察が容易	・内視鏡挿入に伴う不快感がある ・嚥下反射時の white out，分泌物による視野混濁等により，咽頭内腔が観察できない場合がある ・内視鏡の死角があり，誤嚥や喉頭侵入を見落とすことがある ・検査中の姿勢調整に制限がある ・定量化できる情報が少ない

表2　VF・VEのどちらを選択するか

VF	・障害要素の判定 ・訓練内容の決定
VE	・安全性の判断 ・咽頭内の分泌物貯留の状態 ・誤嚥の有無

することもある．

　一方で，VEは安静時の咽頭内の分泌物貯留の状態，性状の観察，誤嚥の有無および下気道からの喀出能力の評価ができ，誤嚥防御機構の評価に優れている．気管切開され，気管カニューレ挿入中の患者や意識障害があり嚥下反射惹起が低下しているような患者にはVEによる防護機構の評価を行うことが望ましいと考える．

　また，放射線被曝がなく，ベッドサイドで実施できることから，摂食嚥下訓練の経過中に定期的にVEで評価することは，嚥下の安全性担保に有用である．

　VF，VEどちらか，ではなく必要があれば両方を実施することも推奨される．

Chapter 3 の確認事項 ▶ eラーニング スライド4対応

1. VF・VEのどちらを実施するかは，双方の利点と欠点を総合して判断する．
2. VFは嚥下動態の把握，器官の動きと食塊流入，食道の観察に優れる．
3. VEは咽頭内の分泌物貯留状態，誤嚥の有無，あるいは下気道からの喀出能力という誤嚥防御機構の確認ができる．

表3 説明と同意

インフォームドコンセントに必要な内容	インフォームドコンセントで記載が必要な項目
・検査の目的(検査によってわかること) ・検査の内容 ・検査の実施日,時間 ・検査に伴う副作用,危険性,合併症(造影剤の副作用を含む) ・合併症や造影剤の副作用が発生したときの対処 ・他の選択肢について ・患者の自己決定権について	・患者氏名,ID ・説明を行った日付 ・診断名(病名および病状) ・患者の理解度および同意の有無 ・同意日付 ・患者 and/or 代理人の署名 ・主治医 or 説明医師,病院側同席者の署名

Chapter 4　説明と同意 (表3) → (eラーニング▶スライド5)

すべての医療行為でインフォームドコンセントは重要である.

VFでは,検査中の誤嚥,放射線被曝による影響と造影剤使用による副作用のリスクを説明し,副作用が生じたときの対処方法や他の検査の選択肢について十分に説明したうえで患者の同意を求める.

医師は副作用に関する十分な知識を持ち,適切に検査を選択し,放射線被曝および造影剤使用を最小限にできるよう検査を組み立てる必要がある.

Chapter 4の確認事項 ▶ eラーニング スライド5対応

1 VFを実施する場合は,検査中の誤嚥,放射線被曝の影響,造影剤による副作用のリスク,副作用が生じた場合の対処法,あるいは他の検査法の選択肢を十分に説明する.

Chapter 5　検査の目的 → (eラーニング▶スライド6)

VFの目的は二つある.一つは,誤嚥,咽頭残留などの問題が生じる要因の診断(病態診断的検査)であり,もう一つは,問題を改善できる代償手段の効果を検査内で確認すること(治療試行的検査)である.誤嚥や咽頭残留があることをただ確認するだけではなく,そういった問題が生じるメカニズムを考え,機能障害を代償できる手段を試すところまでが一連の検査である.

Chapter 5の確認事項 ▶ eラーニング スライド6対応

1 VFの目的は,「誤嚥や咽頭残留を引き起こす原因の診断」と「問題を改善できる代償手段の効果を検査内で確認すること(治療試行的検査の実施)」にある.

Chapter 6　VFの合併症① 放射線被曝

1) 患者の被曝 (表4,5) → (eラーニング▶スライド8)

患者の放射線被曝について解説する.

被曝は照射野に直接含まれる部分が最も高い.被曝線量は,管電圧,乾電流,照射時間,管球から患者までの距離により変化するため,実際の被曝線量を知るには施設ごとに測定が必要となるが,上部消

表4　VFの管電圧・管電流

管電圧	80～110kV
管電流	1～1.5mA

表5　一般的なX線撮影法における実効線量（日本摂食嚥下リハビリテーション学会医療検討委員会，2014.[1])）

検査法	部位	実効線量（ミリシーベルト）
一般撮影	頭部	0.027
	胸部	0.017～0.05
	腹部	0.28～1.05
	骨盤	0.168～0.75
	乳房	0.23～0.4
X線透視	上部消化管	2.6
	注腸	7.2～8
	嚥下造影	0.09～3.2
CT	頭部	0.9～7.9
	胸部	2.2～10.9
	腹部	3.1～14.9
核医学検査	骨シンチグラフィー	2.9～9
	PET（ポジトロン断層法）	5.6～10.8

化管透視のおよそ半分程度と見積もるのが妥当と考えられている[1]．

　被曝をできるだけ低減するには，①管球から患者までの距離を離すこと，②撮影範囲を絞ること，③透視時間を極力短くすること，の3点が重要である．

Chapter 6-1)の確認事項 ▶ eラーニング スライド8対応

1. 被曝は，照射野に直接含まれる部分が最も高い．
2. 被曝をできるだけ低減させるには，「管球と患者の距離を離す」「撮影範囲を絞る」「透視時間を極力短くする」の三つが重要となる．

2）検査者の散乱線被曝（図2） → (eラーニング ▶ スライド9)

　検査者の散乱線被曝について解説する．

　日常的に検査を行う場合には，検査者の被曝にも注意が必要である．X線管付近，患者との距離が近いほど検査者の被曝が増えるため，VFの側面像の撮影時に検査者は患者と対面（透視方向に90度）の位置で，患者から1～1.5mほど離れて立つようにする[2]．正面像の撮影では，検査者の被曝量は側面像の1.5倍との報告もある[3]．

　検査者の手の被曝を防ぐには，患者には食塊を口に溜め，合図があってから飲み込むように指示し，検査者の手が照射野から外れてから透視を開始する，あるいは放射線防護手袋を使用するなどの対応を検討する．

Chapter 6-2)の確認事項 ▶ eラーニング スライド9対応

1. 検査にあたっては，被験者とともに検査者も散乱被曝に注意する．

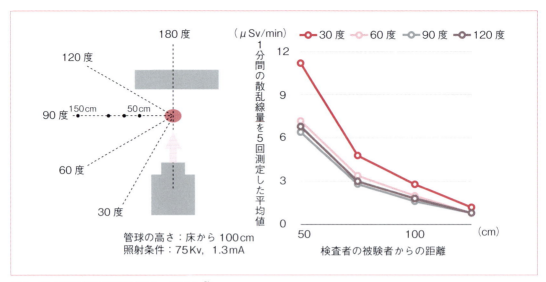

図2 検査者の散乱線被曝（田中，2016.[2]）
散乱線量はX線管付近が最も高く，距離に従って減少する．

表6 造影剤の誤嚥

ガストログラフィン	・高浸透圧性のため，誤嚥により肺水腫を生じる危険があり，VFには使用しない
硫酸バリウム	・長期的に肺野に残留し，線維化，間質の肥厚，石灰化を起こす[4] ・大量誤嚥で重篤な呼吸不全や肉芽腫性肺炎の報告あり[5]
低浸透圧性非イオン性ヨード系造影剤	・誤嚥した場合でも，肺野への貯留，重篤な肺合併症は認めなかったとの報告あり[6]

▶ Chapter 7　VFの合併症② 誤嚥・嘔吐 (表6) →（eラーニング▶スライド10）

　検査中の合併症として，誤嚥や嘔吐が考えられる．VFは誤嚥をみつけるための検査であり，検査中の誤嚥はありうるが，安全な食形態，一口量から検査を開始し，段階的に難易度を上げ，誤嚥が生じたとしても最小限の量で済むように検査を進める．

　誤嚥した場合は咳払いでの喀出を指示し，十分な喀出が困難，あるいは咽頭残留が多量な場合には吸引で除去する．比較的誤嚥量が多い場合には，体位ドレナージを行い，気管支に流入した造影剤をできるだけ排出するようにする．咳上げや予期しない嘔吐による誤嚥を防ぐために，検査前の患者の体調に留意し，検査中も患者とコミュニケーションをとりながら検査を実施することが推奨される．

　ガストログラフィンは，高浸透圧性であり，誤嚥した場合，肺水腫を生じる危険があり，VFには使用しない．硫酸バリウムは，誤嚥すると長期的に肺野に残留し，線維化，間質の肥厚，石灰化を起こす[4]．大量誤嚥では重篤な呼吸不全や肉芽腫性肺炎を起こしたとの報告[5]がある．低浸透圧性非イオン性ヨード造影剤は，誤嚥した場合でも肺野への貯留が少なく，比較的副作用が少ない[6]とされているため，適応外使用にはなるが，誤嚥リスクの高い症例に用いられている．

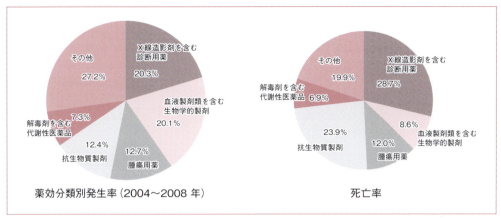

図3　アナフィラキシーショック（杉崎ほか，2022.[7]を改変）

表7　消化管造影剤によるアナフィラキシーショック

ガストログラフィンによる1例（2011年）[8]	バリウム製剤の添加物による1例（1983年）[9]
・潰瘍性進行大腸癌患者 ・2倍希釈して使用 ・注腸検査終了5分後から気分不快感と呼吸苦，SpO_2の低下，顔面・四肢の浮腫と紅斑，血圧低下が出現 →高浸透圧造影剤が血中へ流入したことがアナフィラキシーショックの原因と推測	・集団検診での胃透視1時間後 ・全身の膨疹，立ちくらみ，倦怠感，ショック状態 →トラガント（増粘剤），アルギン酸Na（糊料），デヒドロ酢酸（防腐剤）でパッチテスト陽性，これらの添加剤が原因と推測

Chapter 7の確認事項 ▶ eラーニング スライド10対応

1. 検査中の合併症として，誤嚥や嘔吐があげられる．
2. 誤嚥した場合は咳払いで喀出させる．困難な場合，あるいは咽頭残留が多量な場合は吸引する．
3. 誤嚥量が多い場合は体位ドレナージを行い，気管支に流入した造影剤をできるだけ排出する．

Chapter 8　VFの合併症③　造影剤の副作用

1）アナフィラキシーショック →（eラーニング ▶ スライド11～13）

① アナフィラキシーショック（図3）

医薬品を使用するうえでは，常にアナフィラキシーショックの可能性を考えておく．

医薬品はアナフィラキシーショックの主要な要因の一つで，2001～2013年の報告では，死亡例768例のうち，医薬品が原因の割合が42.1％を占めた[7]．

薬効分類別の発生率では，X線造影剤を含む診断用薬が多く，そのなかではヨード系非イオン性造影剤が最多（82.3％）であった．

静脈内投与で発生頻度が高く（67.5％，経口投与：17.0％），比較的副作用が少ないとされる低浸透圧性非イオン性造影剤の副作用発生率は0.04％で，そのうち重篤な副作用は0.004％であった．

② 消化管造影剤によるアナフィラキシーショック（表7）

消化管造影剤によるアナフィラキシーショックは，2011年にヨード系造影剤であるガストログラフィンにおいて報告がある[8]．潰瘍性進行性大腸癌患者に生じ，高浸透圧性の造影剤が血中に流入しアナ

表8　造影剤アナフィラキシーの診断

皮膚症状	全身の発疹，紅斑，掻痒感など
粘膜症状	口唇・舌の腫脹，口蓋垂の腫脹，眼結膜充血など
呼吸器症状	呼吸困難，息切れ，喘鳴，気管支痙攣，低酸素血症など
循環器症状	血圧低下，頻脈，不整脈，湿疹，心肺機能停止など
消化器症状	腹痛，嘔気，嘔吐，下痢など

表9　造影剤アナフィラキシーの初期対応

軽症例	30分～1時間，心電図モニター装着，静脈路確保のうえ，経過観察
重症例	① 救急部門に支援要請 ② エピネフリン0.3mgを大腿部（外側広筋）に筋注 ③ 大量輸液 ④ 酸素投与

表10　バリウムによる大腸穿孔

発症時期	3.4日
部位	S状結腸（70%）
機序	① バリウム停滞が腸管内圧上昇による腸管脆弱部の損傷を引き起こす ② McPhedran説：硬くなったバリウム便塊が大腸を通過する際に裂創を生じる ③ Brealy説：バリウム便塊が停滞し，圧迫された結腸壁が阻血壊死を起こす
危険因子	高齢，女性，腹部手術の既往，便秘症
備考	まれな合併症であるが，発症した場合には腹腔内に漏出したバリウムが高度の炎症反応を引き起こし，細菌感染も合併するため重症化する バリウム腹膜炎合併例の死亡率：13.3～50%

フィラキシーショックを起こしたと推測されている．

　バリウム製剤では，バリウムそのものではなく含まれる添加物によるアナフィラキシーショックが1983年に報告されている[9]．パッチテストで増粘剤，糊料，防腐剤などに陽性反応が確認され，これらの添加剤が原因と推測された．

③ 造影剤アナフィラキシーの診断・初期対応

　造影剤アナフィラキシーの診断は，造影剤投与後に皮膚・粘膜症状，呼吸器症状，循環器症状，消化器症状のうち二つ以上の出現があるか，造影剤投与後の急速な血圧低下があれば診断される（**表8**）．

　軽症例では，30分～1時間，心電図モニターを装着し，静脈路確保のうえ，症状増悪がないかを観察する．重症例では，初期対応として，救急部門に支援を要請し人手を集めるとともに，エピネフリン0.3mgを大腿部（外側広筋）に筋注し，静脈路を確保して大量輸液と酸素投与を開始する（**表9**）．

▶ Chapter 8-1）の確認事項 ▶ eラーニング スライド11～13対応

1 VF実施時には，アナフィラキシーショックが起こりうるということも念頭に置いておく．

2）消化管穿孔，腹膜炎 → （eラーニング ▶ スライド14）

　硫酸バリウムの副作用として，添付文書には排便困難，便秘，一過性の下痢・腹痛，肛門部痛・出血，悪心，嘔吐，消化管穿孔，腸閉塞，腹膜炎が書かれている．

　バリウムによる大腸穿孔（**表10**）は，バリウムの停滞による腸管内圧上昇による裂傷，硬くなったバリウム便塊による腸管壁の損傷，腸管壁の圧迫による阻血壊死が発生機序として考えられている[10-14]．発症時期は検査から平均で3.4日であり，腔が狭いS状結腸での発生が70%を占める．まれな合併症で

あるが，発症した場合には腹腔内に漏出したバリウムが高度の炎症反応を引き起こし，細菌感染も合併して重症化する．バリウム腹膜炎合併例の死亡率は13.3～50％と報告されている．

危険因子として，高齢，女性，腹部手術の既往，便秘症があげられる．摂食嚥下障害患者は高齢，消化管機能の低下，飲水量減少による脱水傾向など，危険因子を有するため十分に注意が必要である．

まれな合併症ではあるが，発症を防止するために「検査前に高度の便秘があるかどうかを聴取しVEへの変更を検討する」「検査で使用するバリウム濃度および使用量は必要最小限とする」「検査後の飲水を促し必要例には緩下剤を投与する（浣腸は禁忌）」「バリウム便が排出されない場合の対応を説明する」などを行うことが必要である．

▶ Chapter 8-2）の確認事項 ▶ eラーニング スライド14対応

1 硫酸バリウムの副作用について理解する．

▶ Chapter 9　**VFの合併症を防ぐために** → (eラーニング ▶ スライド15)

VFの合併症を防ぐために常に心がけることを以下に記す．
・放射線照射時間を極力短くする
・患者の嚥下機能を推測し，検査中の大量誤嚥を避ける
・薬剤，食物アレルギー歴を確認する
・造影剤使用量を極力減らす
・検査前の患者状態に注意する（高齢，脱水，便秘，呼吸障害等）

▶ Chapter 9の確認事項 ▶ eラーニング スライド15対応

1 VF実施時の合併症回避のための方策を理解する．

▶ Chapter 10　**VFの進め方**

1）**開始体位**（図4）→ (eラーニング ▶ スライド16)

VFを開始する際は，経口摂取をしている患者であれば普段の摂食体位で，非経口摂取患者ではベッドサイド評価で安全と判断された姿勢で開始する．

通常は側面像の観察から開始して，最後に正面像と食道通過の状態を評価する．

ただし，食塊通過や咽頭残留に左右差がある場合は，検査前半に正面像で頭部回旋の効果を確認し，その後の検査に導入するようにする．

▶ Chapter 10-1）の確認事項 ▶ eラーニング スライド16対応

1 VFは，経口摂取患者であれば普段の摂食体位，非経口摂取患者は評価で安全とされた体位で行う．
2 通常は側面像から始め，最後に正面像と食道通過を評価する．ただし，食塊通過や咽頭残留に左右差がある場合は，検査前半に頭部回旋の効果を確認し，その後の検査に導入する．

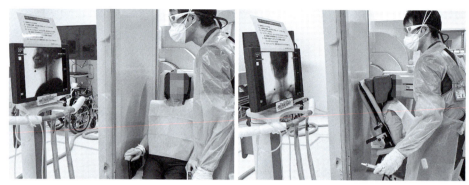

図4　VFの開始体位

表11　VFの種類，順番，量

基本的な考え方： 安全なものから難しいものへ		
とろみ	あり	→ なし
一口量	小	→ 大
食形態	均一 （丸飲み）	→ 不均一 （咀嚼嚥下）

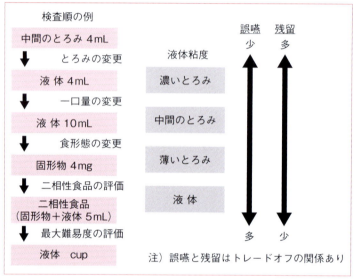

図5　検査順の例

2）検査食の種類，順番，量（表11，図5）→（eラーニング▶スライド17）

　検査食の順番の基本は，「安全なものから難しいものへ」である．

　一般的にとろみのない液体よりとろみがあるほうが誤嚥を防止する効果がある．ただし，とろみが濃いとそれだけ咽頭残留が増える場合もあり，誤嚥防止と咽頭残留低減の間にはトレードオフの関係があるため，症例ごとに適切なとろみの濃度を検討することが推奨される．

　そのほか，難易度に影響する要素として，一口量と食形態がある．

　一口量は少ないほうが安全であるが，一方で少なすぎる量では送り込みや嚥下反射の誘発がされないこともある．

　均一な食形態のほうがまとまって咽頭を通過し，誤嚥や咽頭残留を生じにくいと考えられる．しかし，均一なものでは送り込みが生じず，咀嚼運動を伴うことによって送り込みや喉頭挙上が改善する例もあるため，どのような食形態をどのくらいの一口量で，どのような介助や声かけの方法がbest swallowを引き出すことができるかを，患者ごとに検査内で確認する．

　放射線被曝量，造影剤使用量をできるだけ少なくするために，検査前のベッドサイド評価から患者の嚥下機能を推測しておくこと，検査中の所見から不必要な項目を判断することが重要である．

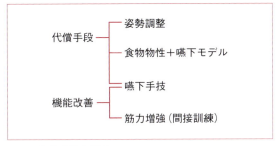

図 6　代償手段を試す

> ▶ Chapter 10-2) の確認事項 ▶ e ラーニング スライド 17 対応
> 1. 検査食は，一般的に安全なものから難しいものへと段階を上げる．
> 2. とろみは，症例ごとに適切な濃度を検討する．食形態，一口量，介助法等も，患者ごとに検査をとおして検討する．
> 3. 被曝量，造影剤使用量をできるだけ少なくするために，検査前のベッドサイド評価から患者の嚥下機能を推測すること，検査中の所見に基づき不必要な項目を判断することが重要である．

3）代償手段を試す（図6）→（e ラーニング ▶ スライド 18）

　摂食嚥下障害の治療体系として二つの柱がある．一つはその時点の機能で安全に食べられる最高のレベルを代償手段の導入によって実現すること，もう一つは障害の要素に対する嚥下手技や間接訓練によって機能の改善をはかることである．VFの結果から，この二つの方向性を決定する．

　代償手段として，姿勢調整と食物形態の調整があり，嚥下手技の一部も代償手段として用いることができる．

　食物形態の調整には嚥下モデルを考慮することも必要となる．

> ▶ Chapter 10-3) の確認事項 ▶ e ラーニング スライド 18 対応
> 1. VFの結果から，代償法や嚥下手技・訓練の適応を考える．

▶ Chapter 11　姿勢調整（図7）→（e ラーニング ▶ スライド 19）

　姿勢調整には，①空間を操作する方法（頸部屈曲，頸部回旋），②重力を利用する方法（リクライニング位），③空間＋重力の組み合わせを利用する方法（体幹回旋）の三つがある．

　頭頸部屈曲には複数の姿位がある．後頭骨から上位頸椎までの動きによる屈曲は下顎を頸部に近づけるような姿勢となり「頭部屈曲（単純顎引き位）」と呼ぶ．下位頸椎の運動による屈曲は座位で臍を覗き込むような姿勢となり「頸部屈曲（頸部前屈位）」と呼ぶ．さらに頭部屈曲と頸部屈曲の組み合わせを「複合屈曲位（前屈顎引き位）」と呼ぶ．喉頭蓋谷の広がり，咽頭腔に対する喉頭口の位置などが異なるため，個々の症例に最適な屈曲方法をVFの結果から判断する．

　頭頸部回旋により梨状窩は回旋側で狭くなり，非回旋側は広くなる．これにより食塊を非回旋側に誘導する．食道入口部は非回旋側で食道入口部静止圧の低下，弛緩時最低圧の低下，弛緩時間の延長が得られる[16)]ため，食塊通過の抵抗が減少し，誤嚥防止や咽頭残留減少の効果が得られる．戦略によって

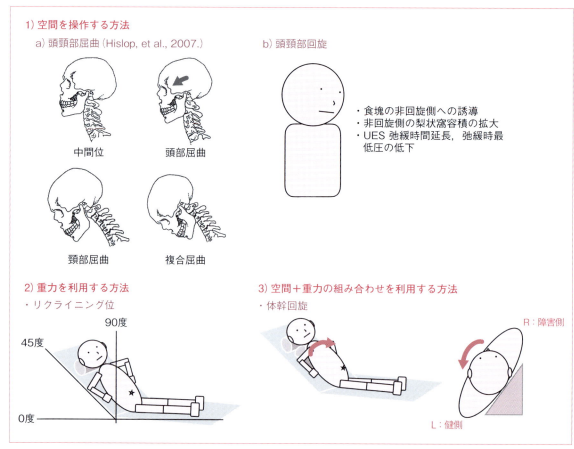

図7　姿勢調整

回旋するタイミングが異なる．障害側への食塊の流入を防ぎたい場合には嚥下前から障害側への頸部回旋を行う．嚥下後の梨状窩残留を除去した場合には嚥下後に非残留側に頸部回旋し空嚥下を実施する．椎骨動脈狭窄や椎骨動脈瘤のある患者では頸部回旋による血行動態の変化が懸念され，回旋が禁忌となる場合もあることに留意する．

　リクライニング位は口腔からの送り込みの改善，食塊が咽頭後壁に沿って食道に流入することによる誤嚥防止，などの効果がいわれている．床面を0度として，床面に対する体幹角度で示す（垂直座位が90度）．リクライニングによって不自然な姿勢となり，体全体の筋肉に緊張が生じ嚥下に影響を与える場合もある[16]ため，枕の位置の調整も含め，個々の患者にとっての適正な体幹角度を判断する必要がある．リクライニング位をとりながら頭頸部回旋を行うと，回旋によって狭くなった側に重力の影響を受けて食塊が流入し，誤嚥を誘発することもある[17]ため，非回旋側に確実に食塊を誘導するのであれば，次にあげる体幹回旋（一側嚥下）を選択する．

　体幹回旋（一側嚥下）は，食塊を誘導したい側に体幹を回旋する方法である．頭頸部回旋との組み合わせにより誤嚥防止，咽頭残留減少の効果を高めることができる．ベッド上でこの姿勢を取る場合は複数のクッションや枕を準備して，できるだけ楽な姿勢とし，全身の筋緊張をたかめることのないよう配慮が必要である．本姿勢を容易に，再現性高く実施できるSwallowchair II（東名ブレース，愛知）も市販されており，訓練用だけでなくVFの場でも使用可能である[18]．

表12 嚥下手技

Mendelsohn手技	喉頭挙上強化，咽頭収縮強化
supraglottic swallow	声門閉鎖強化，誤嚥物の喀出
舌前方保持嚥下	咽頭収縮強化
effortful swallow	舌根後退の強化，咽頭収縮強化
think swallow	嚥下反射惹起タイミングの調整

表13 結果の解釈，方針決定

- 誤嚥物の種類，量，誤嚥に対する反応 → 重症度診断 → 許容範囲の決定
- 解剖学的構造の動き，食塊残留 → 障害要素の診断 → 間接訓練内容の決定
- 代償手段の効果 → 直接訓練の条件設定

Chapter 11の確認事項 ▶ eラーニング スライド19対応

1. 姿勢調整には，「空間を操作する方法（頸部屈曲，頸部回旋）」「重力を利用する方法（リクライニング位）」「空間＋重力の組み合わせを利用する方法（体幹回旋）」の三つがあることを理解する．
2. それぞれの姿勢調整法について，概要を理解する．

▶ Chapter 12 嚥下手技（表12）→（eラーニング ▶ スライド20）

嚥下手技は，嚥下の方法を変更して誤嚥防止や咽頭残留の低減をはかる方法である．障害の要素に合わせて導入を検討し，VFのなかでその効果を確認する．

Chapter 12の確認事項 ▶ eラーニング スライド20対応

1. 各嚥下手技の目的と効果判定にVFを使用することを理解する．

▶ Chapter 13 結果の解釈，方針決定 →（eラーニング ▶ スライド21）

表13に，VFの結果の解釈および方針決定の流れについてまとめる．

検査中の誤嚥物の種類，量，誤嚥に対する反応から摂食嚥下障害の重症度を判定する．重症度判定には，摂食嚥下障害臨床的重症度（dysphagia severity scale, DSS）や摂食嚥下障害のグレードが広く用いられている．

重症度が決まると，摂食嚥下リハビリテーションを実施するうえで目安とする許容範囲を明示することができる．

VFでは解剖学的構造の動きを観察し，障害の要素を診断する．舌運動が拙劣なため送り込みに障害がある，舌口蓋接触が弱く喉頭挙上低下に影響している，喉頭挙上の低下がある，咽頭収縮が不十分である，などの障害の要素を判定し，間接訓練の内容を決定する．間接訓練を行ううえでは，どの障害からアプローチするのか優先順位を決めることも必要である．

検査中に試した代償手段から，直接訓練を行う条件（姿勢，食形態，一口量，嚥下手技）を設定する．

経験を積んだ評価者は，導入した間接訓練の効果がどのくらいの期間で得られるかを推測し，効果の発現にともなって直接訓練の条件設定の変更，食事回数の変更を行なっていくことができる．患者の機能改善，能力向上に遅れることなく条件の変更を行うことが求められる．訓練の進捗に合わせて定期的にVEで安全性を評価する，あるいは，VFの再評価を行い，解剖学的構造の動きの改善を確かめ，重

症度診断，許容範囲，訓練内容の変更を行う．

 Chapter 13の確認事項 ▶ eラーニング スライド21対応

1 導入した介入手技の効果を画像検査で見極め，適宜目標を調整する．

文　献

1) 日本摂食嚥下リハビリテーション学会医療検討委員会：嚥下造影の検査法（詳細版）2014年度版．日摂食嚥下リハ会誌，18：167-186，2014.
2) 田中健次：嚥下造影（VF）における検査者の散乱線被曝低減への取り組み．日本慢性期医療協会誌，24：72-74，2016.
3) 長谷川純，砂屋敷忠，武内和弘：嚥下造影検査（VF）における検査者の放射線被曝線量の推定．日摂食嚥下リハ会誌，11：33-41，2007.
4) 野崎園子，神野　進：バリウム誤嚥の2症例―胸部エックス線写真の長期追跡―．IRYOU，60：267-271，2006.
5) Gombar KK, Singh B, Chhabra B：Fatal pulmonary aspiration of barium during oesophagography. Trop Doct, 25：184-185, 1995.
6) 山徳雅人，杤本しのぶ，牧野まゆみ，渡辺瑞希，真木二葉，長谷川泰弘：嚥下造影検査における低浸透圧性非イオン性ヨード系造影剤の安全性の検討．日摂食嚥下リハ会誌，23：96-101，2019.
7) 杉崎千鶴子，佐藤さくら，柳田紀之，海老澤元宏：医薬品副作用データベース（Japanese Adverse Drug Event Report database：JADER）を利用した医薬品によるアナフィラキシー症例の解析．アレルギー，71：231-241，2022.
8) 若松高太郎，平井　優，辻山麻子，井上　彬，坂元直哉，絹田俊爾，篠田雅央，興石直樹，岡崎　護，木嶋泰興：アミドトリゾ酸ナトリウムメグルミン液（ガストログラフィン）によるアナフィラキシーショックを発症した1例．竹田綜合病院医学雑誌，37：33-35，2011.
9) 藤原和美，原　泉，長花晴樹：バリウム製剤により惹起されたと考えられるアナフィラキシーショックの1例．日本内科学会雑誌，72：921-924，1983.
10) 野々山敬介，北上英彦，近藤靖浩，他：上部消化管造影検査後に発症した結腸穿孔によるバリウム腹膜炎に対し手腹腔鏡下手術を施行した2例．日鏡外会誌，22：225-232，2017.
11) 内田苗利，和泉元喜，土谷一泉，他：上部消化管造影検　査後のバリウム停滞が原因となったS状結腸穿孔の1例．Prog Dig Endosc，82：174-175，2013.
12) 柴田信博：上部消化管バリウム造影検査後のバリウム腹膜炎回避のための提言．日本医事新報，4675：123-125，2013.
13) De Feiter PW, Soeters PB, Dejong CH, et al.：Rectal perforations after barium enema a review. Dis Colon Rectum, 49：261-271, 2006.
14) 松野順敬，萩原　謙，砂河由理子，他：検診のバリウム造影による下部消化管穿孔の2例．日大医誌，77：99-104，2018.
15) Okada S, Saitoh E, Palmer JB, et al.：What is the "Chin down" posture？―A questionnaire survey of speech language pathologists in Japan and the United States―. Dysphagia, 22：204-209, 2007.
16) 日本摂食嚥下リハビリテーション学会医療検討委員会：訓練法のまとめ（2014年版）．日摂食嚥下リハ会誌，18：55-89，2014.
17) 太田喜久夫，他：頸部回旋とリクライニング座位の組み合わせ姿勢が食塊通過経路と誤嚥に与える影響についての検討．Jpn J Compr Rehabil Sci, 2, 36-41, 2011.
18) Inamoto Y, Saitoh E, Shibata S, Kagaya H, Nakayama E, Ota K, Onogi K, Kawamura Y：Effectiveness and applicability of a specialized evaluation exercise-chair in posture adjustment for swallowing. Jpn J Compr Rehabil Sci, 5：33-39, 2014.

第3分野 摂食嚥下障害の評価
11―嚥下造影

35 嚥下造影の正常像・異常像 小児に対する嚥下造影の要点

Lecturer ▶ 馬場　尊[1]，北住映二[2]

1）足利赤十字病院リハビリテーション科部長
2）心身障害児総合医療療育センター

学習目標 Learning Goals

- 嚥下造影の読影に必要な解剖学的構造を覚える
- 嚥下造影の正常の動画が分かる
- 命令嚥下と咀嚼嚥下が分かる
- 嚥下造影でみる誤嚥と咽頭残留が分かる
- 代償法の頸部回旋が分かる
- 小児に対する嚥下造影の要点を知る

▶ Chapter 1　はじめに → (eラーニング▶スライド1～3)

まず表1に，この章で使用した重要な単語の定義を掲載した．

次に，成人の嚥下造影（VF）所見を解説するが，ここで示す重要な解剖学的構造は，確実に記憶するようにしたい．正常像の動画をよく観察して，正常嚥下のイメージをつかんでもらいたい．320列マルチスライスCTによる嚥下造影も供覧するので参考にしてほしい．異常像では，特に誤嚥のイメージを記憶してほしい．

▶ Chapter 2　嚥下造影でみる解剖（側面像）→ (eラーニング▶スライド4)

図1に，VFをみるときに重要な解剖を示す．左が単純X線撮影の画像，右が同じ人のVFの静止画像である．単純X線撮影ではX線が透過しない部分が白くなり，嚥下造影ではそれが反対になる．VFの画像では口腔内にバリウムがある（X線画像にはない）．単純X線撮影の方が骨や軟部組織や空気との境界がはっきりしているのがわかる．一方，VFは全体にぼやけた感じで，甲状軟骨や輪状軟骨をはっきりとみることができない．これらはVF像の限界である．単純X線撮影でも軟部組織を細かく区別するのは困難なので，声帯を同定するのは困難である．したがって，声門部は喉頭隆起のやや下方で輪状軟骨と平行なラインを想定して決める（図1では点線で示している）．なお，この単純X線撮影の喉頭前庭部は閉鎖している（息こらえをしているものと思われる）ので空気像がない．

VFの読影で重要な構造は，硬口蓋の後縁（a），下顎骨の下縁と舌表面のラインの交点（e），舌骨（h），声門部（j）である．

硬口蓋の後縁は口腔と咽頭の境界として，下顎下縁のラインは中咽頭を二分する時の指標にする．下咽頭は喉頭蓋の底部から下とする．舌骨は馬蹄形の骨であるが，VFの側面では，先端部分しか描出されないことが多い．この舌骨の動きは，嚥下反射の指標として重要で，特に嚥下反射の開始は反射に伴う急速な上前方移動を開始した最初の時点とする．

表1　この章で使用した重要な言葉の定義

- 検査食：造影剤を含有させた食品
- 命令嚥下 (command swallow)：液体を口に取り込んでから検者の合図で嚥下させること
- 咀嚼嚥下 (chew swallow)：固形物を咀嚼させて嚥下させること
- 混合物：液体成分と固形成分を含む検査食．英語では "two phase food"
- 誤嚥：検査食が声門下に侵入すること
- 喉頭侵入：検査食が喉頭前庭部に侵入すること
- 咽頭残留：嚥下後に検査食が咽頭に存在すること

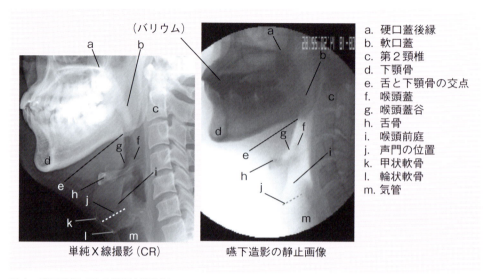

図1　嚥下造影でみる解剖（側面像）

Chapter 2 の確認事項 ▶ e ラーニング スライド4 対応

1. VF に必要な解剖学的知識を身につける．
2. VF 画像の特徴を理解する．

▶ Chapter 3　嚥下造影でみる解剖（正面像） → (eラーニング▶スライド5)

　図2は，VFの正面像である．各写真の左にある円形のものは直径10mmの鉛玉で縮尺を得るためのものである．

　口腔から上部食道部が視野に入っているが，左の嚥下前の写真では下顎とバリウム以外は重要な器官は描出されていない．

　右は，嚥下をし始める直前で静止した像であるが，送り込みでV字型になった食塊と，左右の喉頭蓋谷，左右の梨状窩が映っている．なお，これは健常な人にわざと嚥下を遅らせるように指示して飲ませたもので，通常は，液体は梨状窩まで進行しない．

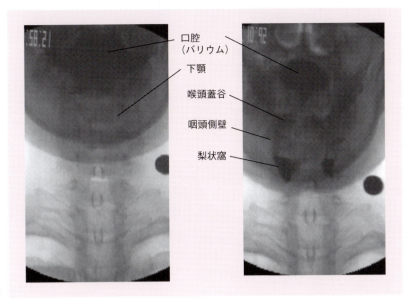

図2　嚥下造影でみる解剖（正面）

▶ Chapter 3の確認事項 ▶ eラーニング スライド5対応

1 VFに必要な解剖学的知識を身につける．

▶ Chapter 4　　**正常の嚥下造影 液体嚥下（10mL 側面像）**→（eラーニング ▶ **スライド6**）

　図3は，10mLの水様のバリウムを命令嚥下したときの様子である．食塊の先端が喉頭蓋谷に接触する直前ぐらいの時点で舌骨がすばやく動き始めていることに注意して観察してほしい．喉頭が挙上している最中は，喉頭前庭部が完全閉鎖し，空気像が消失している．これは，喉頭閉鎖が完全であるという所見である．

▶ Chapter 4の確認事項 ▶ eラーニング スライド6対応

1 命令嚥下の特徴をVF像で理解する．

▶ Chapter 5　　**正常の嚥下造影 液体嚥下（10mL 正面像）**→（eラーニング ▶ **スライド7**）

　図4は，液体命令嚥下の正面像である．通常の飲み方なので，喉頭蓋谷や梨状窩は区別するのが困難である．この人はほとんど左右差がない．

▶ Chapter 5の確認事項 ▶ eラーニング スライド7対応

1 命令嚥下の特徴をVF像で理解する．

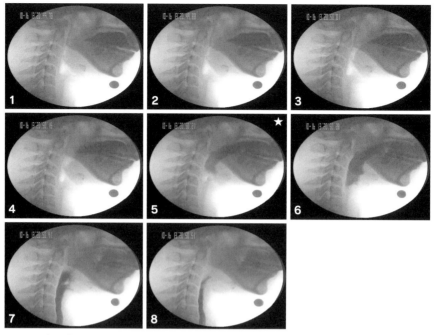

図3 正常の嚥下造影（液体嚥下，10mL 側面像）
★；嚥下反射開始のフレーム

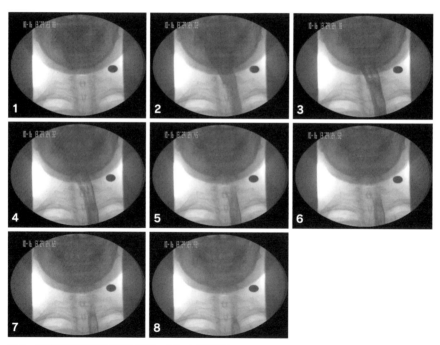

図4 正常の嚥下造影（液体嚥下，10mL 正面像）
写真ではわかりにくいが，詳細は e ラーニング動画参照．

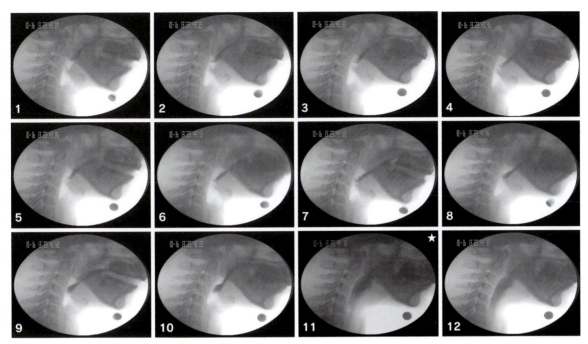

図5　正常の咀嚼嚥下（側面像，クッキー8g）
　　★；嚥下反射開始

▶ Chapter 6　　**正常の嚥下造影 咀嚼嚥下（側面像）**→（eラーニング▶スライド8）

　図5はクッキー8gを食べさせたもので，クッキーの表面にバリウムを塗布している．咀嚼をしながら，食塊が咽頭に進行し，中咽頭部で数秒間にわたり集積されてから嚥下が始まっている．プロセスモデルのパターンの典型例である．

　図6は，混合物すなわち，半固形物（バリウムを含有させたコンビーフ）4gと液体造影剤5mLをともに口腔内に入れて食べさせたものである．咀嚼が開始されると液体成分が先に咽頭に進むもののすぐには嚥下が起こらず，下咽頭に達して梨状窩にかなりの量の食塊が集積してから嚥下が起こっている．液体成分があるにもかかわらず，命令嚥下のパターンにはならないことがきわめて重要な特徴である．

▶ Chapter 6の確認事項 ▶ eラーニング スライド8対応

1　咀嚼嚥下の特徴をVF像で理解する．
2　混合物の嚥下時の特徴をVF像で理解する．

▶ Chapter 7　　**正常の嚥下造影 咀嚼嚥下（正面像）**→（eラーニング▶スライド9）

　eラーニング参照．

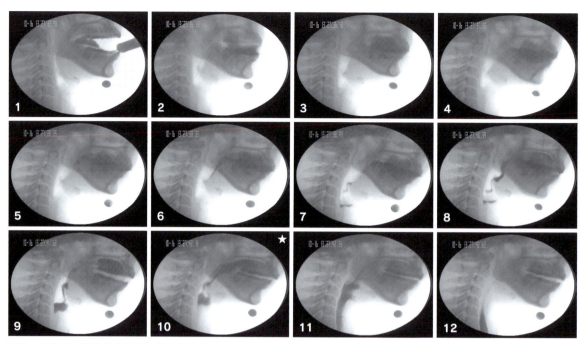

図6　正常の咀嚼嚥下（側面像，混合物）
　★；嚥下反射開始

表2　誤嚥の種類とその要因

	嚥下前	嚥下中	嚥下後
嚥下反射	惹起不全	遅延	
喉頭・咽頭		喉頭閉鎖不全	咽頭内圧低下
食道入口部			開大不全
その他	意識障害 口腔送り込み障害		口腔送り込み障害

Chapter 8　誤嚥の種類とその要因 → (eラーニング ▶ スライド10)

　誤嚥は重要な所見である．これを嚥下前，嚥下中，嚥下後に分類すると（表2），誤嚥の病態を考察するのに役立つ．
　嚥下前誤嚥は，嚥下反射が開始する以前の誤嚥であるので，嚥下反射が起こりにくい場合に起こる．重度の球麻痺による場合，意識障害による場合，あるいは，偽性球麻痺で口腔期障害と嚥下反射惹起遅延がある場合に，コントロールされない食塊が不用意に咽頭に進行し，これに反射が間に合わない場合などに起こる．
　嚥下中誤嚥は，嚥下反射は惹起するものの相対的に遅延しており，喉頭閉鎖が間に合わない場合や，嚥下反射は惹起するが，声門閉鎖不全がある場合に起こる．
　嚥下後誤嚥は，嚥下反射が修了後に咽頭に残留した食塊が喉頭にあふれるような場合に起こる誤嚥である．咽頭残留を誤嚥するので，咽頭残留を起こす病態，咽頭収縮障害（咽頭内圧低下）や輪状咽頭筋開大不全が原因になる．また，口腔に残留したものが徐々に咽頭に侵入し，これが咽頭残留量を増して誤嚥に至ることもある（これは嚥下前誤嚥に分類するべきという意見もある）．

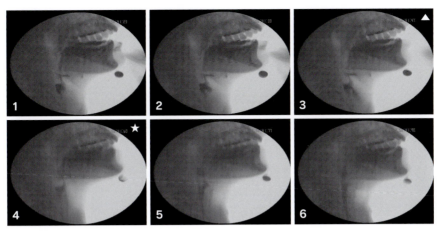

図7　嚥下前誤嚥の嚥下造影
▲：誤嚥，★；嚥下反射開始

> Chapter 8 の確認事項 ▶ e ラーニング スライド10 対応

① タイミングによる誤嚥の分類を理解する．

> Chapter 9　　**誤嚥の嚥下造影　嚥下前誤嚥** →（e ラーニング ▶ スライド11）

　図7は嚥下前誤嚥の例で，嚥下反射開始前に食塊が声門下に侵入する．
　口腔から咽頭に食塊はほとんどコントロールされずに落下している．そして嚥下反射が起こらない．10秒近く嚥下反射が起こらずに，指で刺激して嚥下誘発を試みたが，このときに誤嚥を認めた．

> Chapter 9 の確認事項 ▶ e ラーニング スライド11 対応

① 嚥下前誤嚥の特徴を VF 像で理解する．

> Chapter 10　　**誤嚥の嚥下造影　嚥下中誤嚥** →（e ラーニング ▶ スライド12）

　図8は嚥下中誤嚥の例である．嚥下反射が開始されたあと，嚥下反射が終了する前に誤嚥が起こる．食塊は咽頭に進行し嚥下反射は比較的良好に惹起するが，声門閉鎖が不完全で喉頭侵入から誤嚥に至っている．

> Chapter 10 の確認事項 ▶ e ラーニング スライド12 対応

① 嚥下中誤嚥の特徴を VF 像で理解する．

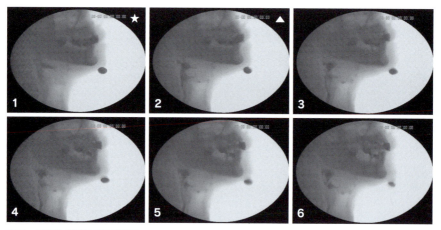

図8　嚥下中誤嚥の嚥下造影
　　★；嚥下反射開始，▲：誤嚥

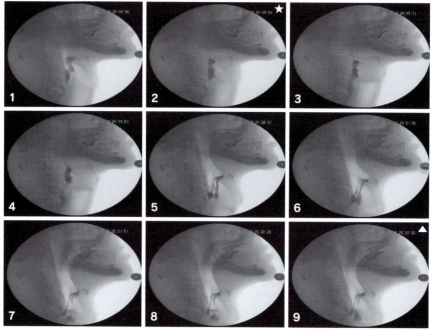

図9　嚥下後誤嚥の嚥下造影
　　★；嚥下反射開始，▲：誤嚥

Chapter 11　誤嚥の嚥下造影　嚥下後誤嚥 →（eラーニング ▶ スライド13）

　図9は嚥下後誤嚥の例である．頸椎に変形があり，前彎が強く，第5頸椎には骨棘がある．嚥下反射は良好に惹起しているが，中〜下咽頭の収縮が不十分かつ喉頭挙上が不十分で，嚥下中，中咽頭に残留が残りそれが嚥下後に梨状窩に残留する．その後，嚥下反射が起こる前に，誤嚥になっている．

Chapter 11の確認事項 ▶ eラーニング スライド13対応

嚥下後誤嚥の特徴をVF像で理解する．

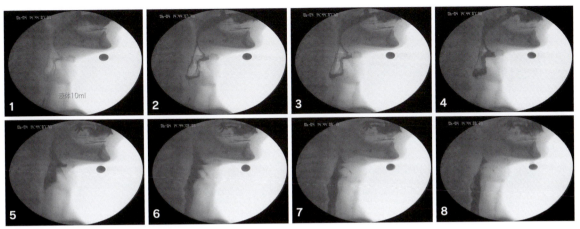

液体の命令嚥下．喉頭侵入は認めるが，誤嚥はしていない．

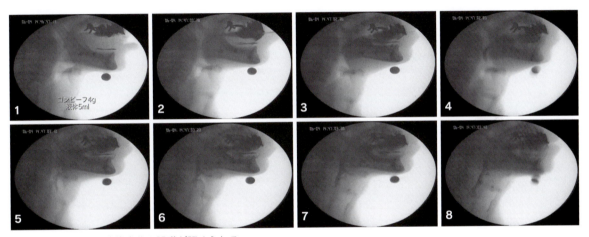

混合物の咀嚼嚥下．液体成分の誤嚥が認められる．

図10　咀嚼嚥下における混合物の誤嚥

▶ Chapter 12　**咀嚼嚥下の誤嚥** →（eラーニング▶**スライド14**）

　図10は混合物の誤嚥例である．液体の命令嚥下では誤嚥をせず，喉頭侵入を認める．しかし，混合物では，液体成分が声門下に侵入し誤嚥となっている．混合物の嚥下は難易度の高い課題であることに注意されたい．
　ここで示した例のほとんどは，誤嚥後に咳反射がない不顕性誤嚥である．

▶ Chapter 13　**咽頭残留** →（eラーニング▶**スライド15**）

　図11では，上食道括約部が開大せずに喉頭蓋谷と梨状窩に食塊が残留する．途中で喉頭侵入を認めるので注意されたい．

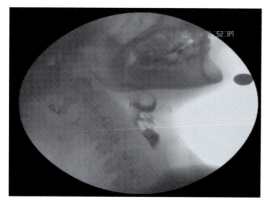

図 11　咽頭残留

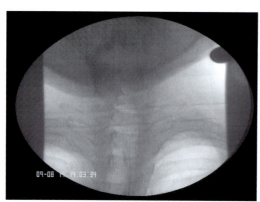 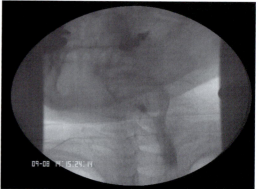

図 12　頸部回旋

> Chapter 14　**頸部回旋の効果** → (eラーニング ▶ スライド 16)

　頸部回旋は，臨床で大変よく応用される手技の一つである．通したいほうの反対側に頸部を回旋させる．すなわち，右を通したい場合は左に頸部を回旋させる．**図12**では，右の咽頭に食塊があるが，右の機能障害のため，あまり食道に食塊が移動しない．右に回旋させると，機能的な左側に食塊が動き，食道に食塊が移動した（前の嚥下の残留を誤嚥する所見あり．正面の誤嚥像として参考にされたい）．

▶ Chapter 14 の確認事項 ▶ eラーニング スライド 16 対応

1　代償法のうちから，頸部回旋の実際を VF 像で理解する．

> Chapter 15　**4D-CT による嚥下造影** → (eラーニング ▶ スライド 17)

　e ラーニング上の動画は，320 列マルチスライス CT で撮影した正常嚥下の 4D-CT 像（立体画像の動画）である．限られた施設で臨床応用されており，嚥下の運動生理学，精密な訓練効果の研究などに使用されている（動画は，e ラーニング参照）．

▶ Chapter 16　小児の嚥下造影の特徴 →（eラーニング▶スライド19）

　小児は検査に対する警戒心が成人より大きい．透視室内という生活環境と大きく異なる環境は，それだけで患児に大きな心理的ストレスを与えることを考え，その軽減に努めることが重要である．検査を行う担当者は可能な限り，あらかじめ患児と顔見知りになるほうがよい．また，親やいつもの介護者が検査室内に同席するほうがよい．患児は安心するし，実際の検査場面を親や介護者が観察することは，彼らが障害を理解するのに大いに役立つ．また，検査食を実際に捕食させることも必要になる場合（検者の手を拒否するが，親であれば可能）がある．

　このとき，母親が妊娠の可能性がないかをしっかり確認し，十分なプロテクターを着用させなければならない（腰回りをすべて覆う．頸部も）．

　乳幼児は指示理解が困難なので，成人で行うような嚥下代償法が行いにくい．そのため，姿勢調整と食物形態，一口量の調整がより重要な意味をもつ．適切な姿勢を再現するために，適当な座位保持装置を準備したい．患児が普段使用しているものがあれば，それを使用するように工夫する．適当なものがない場合は，クッション材や枕をストレッチャーの上に置くなどして施行するが，転落には十分に注意する．

　造影剤の味は悪いので，小児が拒否し口からはき出してしまうこともある．特に，ヨード系造影剤は苦みのあるものが多いので注意する．バリウムは味がよくはないが，刺激的ではないので，はき出されることはあまりない．

　乳幼児の場合は命令嚥下が困難である．したがって，捕食から嚥下は本人のペースに任せるしかない．また，摂食にある一定の捕食のペースが必要で，それが乱れると誤嚥してしまうなどの場合もある．通常の捕食ペース，リズムでの摂食を必要に応じて再現する必要がある．

　また，食事の初期には誤嚥はなくても，食事の後半以降に不調になるなどの場合もある．このような場合は，初期にVFを観察し，途中で食事をさせて，食事の後半で再度のVFを行って確認することを検討する．

▶ Chapter 16の確認事項 ▶ eラーニング スライド19対応

1. 小児では検査に対する警戒心を減らす工夫が大切である．
2. 小児には嚥下代償法が行いにくいので，姿勢調整，食形態，一口量調整が，より重要である．

▶ Chapter 17　使用する造影剤 →（eラーニング▶スライド20）

　使用する造影剤は，基本的に成人と同じで，硫酸バリウムを使用してよい．誤嚥に対する影響を考慮し，成人で使用するよりは薄めに調整するほうがよいとされている．あらかじめ誤嚥のリスクが高いとわかっている場合には，非イオン性ヨード系造影剤を使用する場合がある．ヨードアレルギーがある場合は使用できないので，その確認は口唇に造影剤を少量塗り発赤や腫脹が出現しないかを10分間観察することで行う．

　非イオン性ヨード系造影剤の多くは味が苦いので原液では使用しにくいが，薄めすぎると造影されない．0.3mL以下の投与量では唾液で薄まってしまうので，原液で使用したい．それより多い場合は3倍以下で希釈して使用する．ビジパークは甘いので原液〜2倍希釈でも使用しやすい．

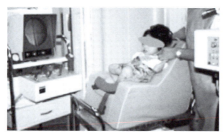
移動式の台の上に載せたクッションチェア
背面50度

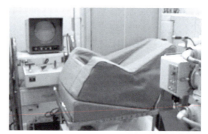
クッションチェア＋ウェッジ
背面30度

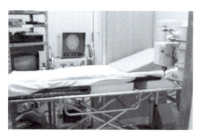
ストレッチャー＋三角マット
背面20度

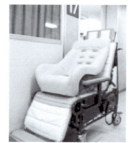
VF椅子＋チャイルドシート

図13　姿勢調整
小児用クッションチェアなどを，適当な台車の上に設置して行う．

Chapter 17 の確認事項 ▶ eラーニング スライド20対応

1. 小児にも硫酸バリウムを使用する．ハイリスクのときには，非イオン性ヨード系造影剤の使用を検討する．
2. 非イオン性ヨード系造影剤は味が悪いので3倍以下に希釈して使用する．一口量0.3mLより少ないときは唾液で薄まってしまうので原液で使用する．

Chapter 18　姿勢調整 → （eラーニング ▶ スライド21）

図13は姿勢調整の例である．クッションチェアを病院内で使用されている台車に設置した例，ストレッチャーにクッションを置いた例，VF用椅子に自動車用のチャイルドチェアを設置した例である．

Chapter 19　検査の進め方 → （eラーニング ▶ スライド22）

検査の進め方の原則は成人と同様であるが，嚥下代償法が使用できないので，リクライニング位と一口量に特に注意をして開始する．

経口摂取をしていなかった例では，誤嚥のリスクを最低限にすると思われる姿勢，すなわちリクライニング位30度前後で開始する．この姿勢にしてみて，頸部肢位が不適切であったり，異常な筋緊張が出た場合には，角度を上げたり，クッション材を使用して緊張を落とす姿勢をつくったりして調整す

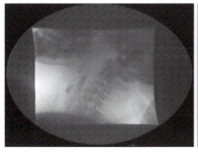
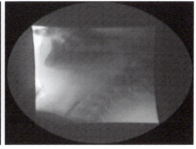

図14 定頸のない児のリクライニングの効果（詳細eラーニング参照）
・左は背もたれが水平からリクライニング位50度のクッションチェアに座らせた状態．嚥下中の誤嚥を認めた．
・右は同例で三角ウエッジを入れてリクライニング位30度にした状態．誤嚥が改善した．

る．この姿勢でごく少量の検査食で開始し，反応を観察して可否を検討する．誤嚥をみた場合は，リクライニング角度をより水平に近くするなど姿勢の条件を変えて検査を進める．

　また，普段，日常的に取りやすい姿勢での評価も行う．実際に摂食を行った場合に，このような姿勢で摂食をする可能性があるからである．もしこの姿勢でも大きな問題がなければ，その姿勢で摂食することができる．一方，問題があった場合は姿勢調整をしっかりと行うことになる．

　初回は検査食の量を非常に少なくして行う．乳幼児の場合は0.1から0.2mLのごく少量（1mLのシリンジを使用）から開始して，口腔から咽頭の一連の動きを評価することから開始する．

　経口摂食を行っている例では，検査時にその条件を再現するのが基本である．スプーンなどの食具も実際のものを使用するのが望ましい．一口量は実際の一口量を基準に開始するが，誤嚥を疑っているのであれば，その量より減じて開始する．

> **▶ Chapter 19の確認事項 ▶ eラーニング スライド22対応**
> 1 経口摂食していない例にはリクライニング位30度から開始する．
> 2 日常的にとりやすい姿勢での評価もする．
> 3 経口摂取している例ではその条件を再現し評価する．
> 4 乳幼児には初回の検査食の量は0.2mL以下で開始する．

▶ Chapter 20　定頸のない児のリクライニング効果 → (eラーニング ▶ スライド23)

　図14に首のすわっていない児のリクライニング効果の例を示す．

　左はクッションチェアの座位，右はそれに30度のウェッジを追加した座位である（図13参照）．この例のように，首がすわっていない児の場合は，より寝かせたほうが，嚥下が安定する場合が多い．非常に重度の例では，水平に寝かせて誤嚥が防止できる場合がある．頸部が過伸展したり，舌根が沈下したりする場合は不適切なので，そのようなことが起こらない程度のリクライニング位で行うことになる．

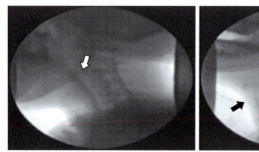
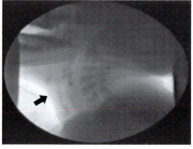

図15 頸部過伸展(後屈)で誤嚥する例(詳細 e ラーニング参照)
・左は頸部中間位での嚥下反射中の静止画像．中咽頭から上部食道まで造影剤が連続しており，気道への迷入はない．
・右は同例の頸部過伸展の状態で，嚥下反射前の静止画像．気道前壁に造影剤が写っており，嚥下前誤嚥である．

▶ Chapter 21　頸部過伸展(後屈)で誤嚥する例 →(e ラーニング ▶ スライド24)

図15に頸部中間位では誤嚥をしないが，過伸展位で誤嚥する例を示す．

一般に頸部伸展は嚥下に不良であるが，定頸の不十分な小児はこのような姿勢を取りやすい．どの程度の伸展が許容できるかという視点でも評価が必要である．安楽な呼吸のために頸部伸展位が必要な場合があり，この場合は頸部中間位や前屈位を取らせることはできないので注意する．

▶ Chapter 22　結果の解釈 →(e ラーニング ▶ スライド25)

VFの結果をどのように考えるかについては，成人の場合よりも慎重にするべきである．

乳幼児は検者との意思疎通が困難であり，前述のような環境の影響を受けやすいので，実際の能力を反映していない場合も多いと考えられる．VFの画像のみで評価するのではなく，検査場面全体の雰囲気を加味(機嫌がよかったのか，悪かったのか，普段の様子と違うのであればどのように違い，それがどのように影響しそうなのか)して評価するのはいうまでもない．そして，得られたその所見に「VFの場面では誤嚥が認められるが，実際の生活での本人が慣れた環境で配慮された条件では誤嚥が生じない可能性」，あるいは，逆に「限られた量と時間でVFを行う場面では誤嚥が認められないが，実際の生活では誤嚥が生じている可能性」が，成人よりも大きくなるであろうことを理解して解釈しなければならない．

実際に直接訓練や経口摂食を行わせるかは，臨床所見，そのほかの検査所見を加えて総合的に判断する．誤嚥をみたらその誤嚥は患児にとって許容範囲であるか，条件を変えたら改善でき，その条件が実際の食事場面で再現できそうかどうかということが重要になる．

最後に，小児は常に成長する．成長すれば形態が変わり，機能が変化する．形態の成長に，機能の成長が追いつかなければ，嚥下機能は成長に伴い悪化することもありうる．このような可能性も念頭にいれ，適時適切に再検査を計画する．

Chapter 22 の確認事項 ▶ e ラーニング スライド 25 対応

1. VF の結果のみで直接訓練や経口摂食の可否を判断しない．
2. 成人よりも得られた所見の偽陽性あるいは偽陰性の可能性が大きいことを念頭において，臨床所見やその他の所見から総合的に判断する．
3. 形態の成長と機能の成長が合致しない場合があり，成長にともない嚥下機能が悪化することもありえる．

文 献

1) Muray J：Videofluoroscopic Examination. In Manual of Dysphagia Assessment in Adults. Singular, San Diego, 113-152, 1999.
2) 日本摂食・嚥下リハビリテーション学会医療検討委員会：嚥下造影の標準的検査法（詳細版）．日摂食嚥下リハ会誌, 8(1)：71-86, 2004.
3) Inamoto Y, et al.：The effect of bolus viscosity on laryngeal closure in swallowing：kinematic analysis using 320-row area detector CT. Dysphagia, 28：33-42, 2013.
4) 松尾浩一郎：VFによる評価．才藤栄一監修，松尾浩一郎，柴田斉子編，プロセスモデルで考える摂食・嚥下リハビリテーションの臨床 咀嚼嚥下と食機能，医歯薬出版，東京，109-116, 2013.
5) 稲本陽子：3D-CTを用いた最新の嚥下機能評価．才藤栄一監修，松尾浩一郎，柴田斉子編，プロセスモデルで考える摂食・嚥下リハビリテーションの臨床 咀嚼嚥下と食機能，医歯薬出版，東京，146-124, 2013.
6) 柴田斉子：嚥下造影（VF）．才藤栄一，植田耕一郎監修，摂食・嚥下リハビリテーション，第3版，医歯薬出版，東京，143-150, 2016.

§12 重症度分類

第3分野 摂食嚥下障害の評価
12—重症度分類

36 摂食嚥下障害臨床的重症度分類
摂食嚥下能力グレード／摂食嚥下状況のレベル

Lecturer ▶ 國枝顕二郎[1], 加賀谷　斉[2]

1) 岐阜大学大学院医学系研究科脳神経内科学分野併任講師
　 浜松市リハビリテーション病院リハビリテーション科
2) 国立長寿医療研究センター副院長，リハビリテーション科部長

学習目標 Learning Goals

- 臨床的重症度分類を行うことができる
- 摂食嚥下能力グレードと摂食嚥下状況のレベルの違いを理解する

▶ Chapter 1　はじめに → (eラーニング▶スライド1)

　摂食嚥下障害の重症度分類はこれまでいくつか考案されているが，ここではわが国で広く用いられている臨床的重症度分類（Dysphagia Severity Scale；DSS）と摂食嚥下能力グレード／摂食嚥下状況のレベル（Food Intake LEVEL Scale；FILS），Functional Oral Intake Scaleについて解説する．これらは，患者の状態をチームで共用するときや，他医療機関と情報を共有するときにも便利である．

▶ Chapter 2　摂食嚥下障害臨床的重症度分類（Dysphagia Severity Scale；DSS） → (eラーニング▶スライド2, 3)

　摂食嚥下障害臨床的重症度分類[1-4]はDSSと略され，7段階の順序尺度（順序をもつが等間隔ではない尺度のことであり，DSS1と2の差は，DSS2と3の差と等しくない）である．DSSは臨床的に重症度判定を行うため，嚥下造影や嚥下内視鏡検査が行えない医療機関でも判定可能であるが，そのような検査が行えれば判定の精度は向上する．DSSが決まれば，可能な食形態，経管栄養の有無，摂食嚥下訓練の必要性などの対応方法を知ることができる．
　DSSは1〜7まで7段階に分けられ，1が最重症，7が正常範囲である．臨床的に誤嚥のあるものは1から4の4段階に，誤嚥のないものは5から7の3段階に分けられる（表1）．

▶ Chapter 2の確認事項 ▶eラーニング スライド2, 3対応

1 DSSの評価尺度を理解する．

▶ Chapter 3　DSSと食事 → (eラーニング▶スライド4)

　表2にはDSSに対応する食事を示した．DSS 7は常食可能であり，DSS 6では軟飯・軟菜食など軟らかめの食事を必要とすることが多い．DSS 5は咽頭期にはあまり障害はないため，咀嚼があまり必要でないもの，咽頭への送り込みが楽である食事が考慮される．DSS 4では各種の誤嚥防止方法が有効であ

表1　DSS

分類		定義
誤嚥なし	7 正常範囲	臨床的に問題なし
	6 軽度問題	主観的問題を含め何らかの軽度の問題がある
	5 口腔問題	誤嚥はないが，主として口腔期障害により摂食に問題がある
誤嚥あり	4 機会誤嚥	時々誤嚥する，もしくは咽頭残留が著明で臨床上誤嚥が疑われる
	3 水分誤嚥	水分は誤嚥するが，工夫した食物は誤嚥しない
	2 食物誤嚥	あらゆるものを誤嚥し嚥下できないが，呼吸状態は安定
	1 唾液誤嚥	唾液を含めてすべてを誤嚥し，呼吸状態が不良．あるいは，嚥下反射がまったく惹起されず，呼吸状態が不良

表2　DSSと食事

分類		食事
誤嚥なし	7 正常範囲	常食
	6 軽度問題	軟飯・軟菜食など 義歯・自助具の使用
	5 口腔問題	軟飯・軟菜食・ペースト食など 食事時間の延長，食事に指示・促しが必要，食べこぼし，口腔内残留が多い
誤嚥あり	4 機会誤嚥	嚥下障害食から常食 誤嚥防止方法が有効，水の誤嚥も防止可能，咽頭残留が多い場合も含む
	3 水分誤嚥	嚥下障害食，水分に増粘剤必要 水を誤嚥し誤嚥防止方法が無効
	2 食物誤嚥	経管栄養法
	1 唾液誤嚥	経管栄養法

るため食形態もさまざまであり，常食が可能な場合もある．DSS 3では水分に増粘剤が必要になる．DSS 1と2では経管栄養ないし経静脈栄養が必要とされる．

▶ Chapter 3の確認事項 ▶ eラーニング スライド4対応

1 DSSの各尺度に応じた食事内容を理解する．

▶ Chapter 4　**DSSと対応方法** → 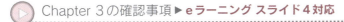（eラーニング ▶ スライド5）

　表3にDSSの尺度ごとに対応を示した．DSS 1から3では胃瘻が検討される．DSS 5では原則経管栄養は不要であるが，経口摂取量が少ない，または他の医学的要因により経口摂取ができない場合は胃瘻が検討されることもある．直接訓練はDSS 7では必要ない．DSS 3から5では一般の医療機関で直接訓練が可能である．DSS 2は誤嚥のリスクが高いので，嚥下造影や嚥下内視鏡検査，さらには言語聴覚士による専門的な訓練が行える施設において初めて，食物の形態や体位などに注意して慎重に直接訓練が可能である．DSS 1では直接訓練は専門医療機関においても不可能である．間接訓練はDSS 6以下のすべてのレベルに適応がある．

表3　DSSと対応方法

分類		経管栄養	直接訓練
誤嚥なし	7 正常範囲	不要	必要なし
	6 軽度問題	不要	ときに適応
	5 口腔問題	不要	一般医療機関や在宅で可能
誤嚥あり	4 機会誤嚥	ときに間欠的経管法の併用	一般医療機関や在宅で可能
	3 水分誤嚥	ときに間欠的経管法・胃瘻の併用	一般医療機関で可能
	2 食物誤嚥	長期に胃瘻の検討	専門医療機関で可能
	1 唾液誤嚥	胃瘻	困難

間接訓練はDSS 6以下のどのレベルにも適応あり

表4　DSSの判定

- 臨床的に誤嚥なしと判断すれば，DSSは5以上となる
- 義歯の使用はDSS 6である
- DSS 5は先行期，準備期も含めた口腔期中心の障害であり，脱水や低栄養の危険を有する
- 臨床上誤嚥が疑われる場合にはDSSは4以下となる
- DSS 4は誤嚥防止法が有効である．固形物と液体の混合物で誤嚥を認めるのはこのレベルである
- DSS 3は水分の誤嚥を認め，水分は増粘剤を付加したり，経管法を用いる必要がある
- DSS 2は固形食でも誤嚥を認め，食形態効果が不十分である．一般医療機関での直接訓練は不可能なレベルであるが，医学的には安定している
- DSS 1は常に唾液も誤嚥していると考えられる状態で医学的な安定を保てない

▶ Chapter 4の確認事項 ▶ eラーニング スライド5対応

1. DSS各尺度ごとの対応方法を理解する．

Chapter 5　DSSの判定（表4）→（eラーニング▶スライド6）

　DSSの判定にはまず，臨床的に誤嚥があるかないかを判断する．誤嚥なしと判断すれば，DSSは5以上となる．高齢者に多い義歯の問題ではDSS 6となる．先行期，準備期，口腔期中心の障害はDSS 5である．臨床的に誤嚥が疑われる場合にはDSSは4以下となる．味噌汁のような固形物と液体の混合物で誤嚥が疑われるのはDSS 4，水分摂取で誤嚥が疑われる場合はDSS 3である．DSS 1と2では固形食でも誤嚥を認めるが，DSS 2では医学的には安定している．DSS 1は常に唾液も誤嚥していると考えられ，医学的にも安定していない．

▶ Chapter 5の確認事項 ▶ eラーニング スライド6対応

1. DSSの判定の仕方を理解する．

表5 摂食状況スケール (ESS)
* 食物形態や体位など摂食時の工夫
** 医学的安定性：誤嚥性肺炎，窒息，脱水，低栄養について1〜2か月にわたって問題ないこと

Ⅰ．摂食状況
5：経口調整不要*
4：経口調整要*
3：経口＞経管
2：経口＜経管
1：経管
Ⅱ．医学的安定性**
A：安定
B：不安定

▶ Chapter 6　**摂食状況スケール (Eating Status Scale；ESS)** (表5)
→ (eラーニング ▶ スライド7)

　DSSは症例の重症度の評価であるので，実際にどのような食事を行っているかは反映しない．すなわち，実際の評価の場合，「水分誤嚥であるが常食を食べていて問題だ」とか，「軽度問題であるのに経管栄養を行っている」ということがある．したがって，重症度の評価とは別に，実際の食事の状況を評価する必要がある．このために摂食状況スケールがある．これは食事が調整食や，経口摂取と経管栄養のカロリー量の比較で評価する手法であり，概念的にも理解しやすい．さらに，重症度に見合った摂食状況でなければ，医学的な問題を生じる．このような状況にあるかどうかを記載するものが医学的安定性の項目である．

 Chapter 6の確認事項 ▶ eラーニング スライド7対応

1 DSSと摂食状況スケールがもつ意味を理解する．

▶ Chapter 7　**摂食嚥下能力グレード／摂食嚥下状況のレベル**
→ (eラーニング ▶ スライド8)

　摂食嚥下能力グレード[5,6]は患者の摂食嚥下の「できる」能力を評価し，摂食嚥下状況のレベル[7,8]は実際に「している」状況を評価する．摂食嚥下能力と状況が一致していれば，グレードとレベルは同一になるよう設定されているが，現実には患者以外の要因により，レベルがグレードと一致しないことも珍しくはない．

 Chapter 7の確認事項 ▶ eラーニング スライド8対応

1 「摂食嚥下能力グレード」と「摂食嚥下状況のレベル」の意味するものを理解する．

▶ Chapter 8　**摂食嚥下能力グレード** → (eラーニング ▶ スライド9)

　摂食嚥下能力グレードは10段階の順序尺度であり，グレード1が最重症，10が正常である．グレード1から3は食事としての経口摂取は不可であり，グレード4は楽しみとしての経口摂取，グレード5以上で初めて1食以上の経口摂取が可能になる (表6)．グレード7以上では補助栄養が必要なくなる．

表6 摂食嚥下能力グレード（藤島，1993.[6]）

Ⅰ 重症 経口不可	1	嚥下困難または不能，嚥下訓練適応なし
	2	基礎的嚥下訓練だけの適応あり
	3	条件が整えば誤嚥は減り，摂食訓練が可能
Ⅱ 中等症 経口と補助栄養	4	楽しみとしての摂食は可能
	5	一部（1～2食）経口摂取
	6	3食経口摂取プラス補助栄養
Ⅲ 軽症 経口のみ	7	嚥下食で，3食とも経口摂取
	8	特別に嚥下しにくい食品を除き，3食経口摂取
	9	常食の経口摂食可能，臨床的観察と指導を要する
Ⅳ 正常	10	正常の摂食・嚥下能力

摂食介助が必要なときはA（assistの略）をつける

表7 摂食嚥下状況のレベル（FILS）（藤島，大野，2006.[7]）

摂食嚥下障害を示唆する何らかの問題あり	経口摂取なし	1	嚥下訓練を行っていない
		2	食物を用いない嚥下訓練を行っている
		3	ごく少量の食物を用いた嚥下訓練を行っている
	経口摂取と代替栄養	4	1食分未満の（楽しみレベルの）嚥下食を経口摂取しているが，代替栄養が主体
		5	1～2食の嚥下食を経口摂取しているが，代替栄養も行っている
		6	3食の嚥下食経口摂取が主体で，不足分の代替栄養を行っている
	経口摂取のみ	7	3食の嚥下食を経口摂取している．代替栄養は行っていない
		8	特別に食べにくいものを除いて，3食を経口摂取している
		9	食物の制限はなく，3食を経口摂取している
		10	摂食嚥下障害に関する問題なし（正常）

摂食介助が必要なときはAをつけて，たとえば7Aのように表示する．

　グレードの評価には，嚥下内視鏡検査や嚥下造影検査の所見も含めて考える必要がある．次に示す摂食嚥下状況のレベルとの違いは，後述する．

Chapter 8の確認事項 ▶ eラーニング スライド9対応

1 摂食嚥下能力グレードの定義を理解する．

Chapter 9　摂食嚥下状況のレベル（Food Intake LEVEL Scale；FILS）
→（eラーニング ▶ スライド10）

　摂食嚥下状況のレベルは10段階の順序尺度であり，レベル1が最重症，10が正常である．レベル1から3は食事としての経口摂取は行っていない（**表7**）．レベル4から6は代替栄養が必要，レベル7以上では3食経口摂取しており代替栄養は不要の状態である．

表8　摂食嚥下能力グレード／摂食嚥下状況のレベルの判定

摂食嚥下能力グレード	・グレード2では基礎的嚥下訓練すなわち間接訓練のみが可能である ・グレード3以上では摂食訓練すなわち直接訓練が開始可能である ・グレード7以上では経口のみで栄養摂取が可能になる
摂食嚥下状況のレベル	・レベル3では訓練としての経口摂取は行うが，食事としての経口摂取は行っていない ・レベル7以上では代替栄養は不要である ・制限なく3食を経口摂取している場合，摂食嚥下障害を示唆する何らかの問題があればレベル9，なければレベル10になる

　食べている状態をそのまま評価する．嚥下造影検査や嚥下内視鏡検査が行えない施設や在宅でも使用可能である．嚥下リハビリテーションの訓練効果や，摂食状況の経過の確認などに有用である．職種を問わず使用可能である．信頼性・妥当性を検証し，Food Intake LEVEL Scale（FILS）として論文化されており，臨床研究でも国際的に広く使用されている[9]．

▶ Chapter 9の確認事項 ▶ eラーニング スライド10対応

1 摂食嚥下状況のレベルの定義を理解する．

Chapter 10　摂食嚥下能力グレード／摂食嚥下状況のレベルの判定（表8）
→（eラーニング ▶ スライド11）

　摂食嚥下能力グレード2では基礎的嚥下訓練，すなわち間接訓練のみが可能であり，グレード3以上では摂食訓練すなわち直接訓練が開始可能である．摂食嚥下状況のレベル3では訓練としての経口摂取は行うが，食事としての経口摂取は行っていない．レベル9とレベル10の違いは摂食嚥下障害を示唆する何らかの問題があるかないかである．

▶ Chapter 10の確認事項 ▶ eラーニング スライド11対応

1 摂食嚥下能力グレード／摂食嚥下状況のレベルの判定方法を理解する．

Chapter 11　摂食嚥下能力グレード／摂食嚥下状況のレベルの使い方
→（eラーニング ▶ スライド12）

　表9に，摂食嚥下能力のグレードと摂食状況のレベルの使い方の例を示す．一つ目のグレード7（Gr.7），レベル1（Lv.1）の例は，嚥下機能評価後にグレード7（嚥下食で3食とも経口摂取可能）と評価したが，現在の摂食状況はLv.1（何もしていない）のときである．Gr.7/Lv.1と表記する．患者のQOLは著しく低下している可能性があるが，嚥下評価が十分にできない施設では，このような状況の患者は多数いるものと思われる．二つ目のグレード7（Gr.7），レベル9（Lv.9）の例は，常食をむせながら食べていた患者の嚥下機能評価を行うと，咽頭残留や誤嚥を認めミキサー食がよいと判断された症例の場合である．Gr.7（嚥下食なら食べられる）であるが，Lv.9（何でも食べているが，頻繁にむせている）の状態であり，誤嚥性肺炎の発症や窒息のリスクが高い状態である．

表9 摂食嚥下能力グレード／摂食嚥下状況のレベルの使い方

Gr.7/Lv.1の例 (能力を大幅に下回る)	・嚥下機能評価後に Gr.7 (嚥下食で3食とも経口摂取可能) と評価したが，現在の摂食状況は Lv.1 (何もしていない) のとき (Gr.7/Lv.1) ・患者の QOL は著しく低下している状態である ・嚥下評価が十分にできない施設では，このような状況の患者は多数いるものと思われる
Gr.7/Lv.9の例 (摂食状況が能力を超えている)	・常食をむせながら食べていたが，嚥下機能評価を行うと咽頭残留や誤嚥を認め，ミキサー食がよいと判断された症例 ・Gr.7 (嚥下食なら食べられる) であるが，Lv.9 (何でも食べているが，頻繁にむせている) の状態 ・誤嚥性肺炎の発症や窒息のリスクが高い状態であり，摂食条件をすぐに変更する必要がある

表10 Functional Oral Intake Scale (FOIS)

レベル1	経口摂取なし
レベル2	補助栄養に依存．少量の経口摂取を試みるのみ
レベル3	補助栄養に依存しているが，継続的に食品や飲料を経口摂取している
レベル4	すべての栄養・水分を経口摂取．1種類の食形態のみ
レベル5	すべての栄養・水分を経口摂取．複数の食形態 ただし，特別な準備や代償法が必要
レベル6	すべての栄養・水分を経口摂取．複数の食形態 特別な準備は不要だが，特定の食べ物は食べられない
レベル7	正常

Chapter 11の確認事項 ▶ eラーニング スライド12対応

1 摂食嚥下能力グレード／摂食嚥下状況のレベルの特性を理解する．

Chapter 12　Functional Oral Intake Scale (FOIS) (表10)
→ (eラーニング ▶ スライド13)

　Functional Oral Intake Scale (FOIS)[9]は，藤島のグレードやレベルが10段階なのに対して7段階の重症度評価尺度である．FOISのレベル1が最重症，レベル7が正常である．FOISも信頼妥当性が検証されており，臨床や研究でも広く使用されている．

Chapter 12の確認事項 ▶ eラーニング スライド13対応

1 FOISの特性を理解する．

Chapter 13　FOIS と摂食嚥下状況のレベル（FILS）の違い
→（eラーニング ▶ スライド14）

　10段階の摂食状況のレベル（FILS）に対して，FOISは7段階である．FOIS 3は経口摂取と代替栄養の併用状態を1段階に集約しているのに対し，摂食状況のレベル（FILS）はこの状態を3段階に分割（FILS 4〜6）している．したがって，摂食嚥下状況の変化に対する感度は，FOISよりFILSの方が高い[8]．

Chapter 13の確認事項 ▶ eラーニング スライド14対応

1. FILSは10段階，FOISは7段階の評価尺度ということを理解する．
2. FILSは経口摂取と代替栄養併用状態を3段階に区分していることを理解する．

文　献

1) 才藤栄一：平成11年度厚生科学研究費補助金（長寿科学総合研究事業）「摂食・嚥下障害の治療・対応に関する統合的研究」総括研究報告書．摂食・嚥下障害の治療・対応に関する統合的研究．平成11年度厚生科学研究費補助金研究報告書．1-17, 1999.
2) 馬場　尊，才藤栄一：摂食・嚥下障害に対するリハビリテーションの適応．臨床リハ，9(9)：857-863, 2000.
3) 才藤栄一：摂食・嚥下障害の治療戦略．リハ医学，41(6)：404-408, 2004.
4) 加賀谷　斉，岡田澄子，才藤栄一：摂食・嚥下障害のリハビリテーション．呼吸器科，10(3)：230-236, 2006.
5) 藤島一郎：脳卒中の摂食・嚥下障害，医歯薬出版，東京，72, 1993.
6) 藤島一郎，高橋博達：摂食訓練の展開．総合リハ，32(3)：257-260, 2004.
7) 藤島一郎，大野友久，高橋博達，他：「摂食・嚥下状況のレベル評価」簡単な摂食・嚥下評価尺度の開発．リハ医学，43：S249, 2006.
8) Kunieda K, Ohno T, Fujishima I, et al.：Reliability and validity of a tool to measure the severity of dysphagia：the food intake level scale. Journal of Pain and Symptom Management, 46(2)：201-206, 2013.
9) Crary MA, Mann GD, Groher ME：Initial psychometric assessment of a functional oral intake scale for dysphagia in stroke patients. Arch Phys Med Rehabil, 86(8)：1516-1520, 2005.

索引

あ

アナフィラキシーショック　85
安静時呼吸　66
イオトロラン　75
イオパミドール　75
意識障害　8
一側嚥下　90
一致率　21
陰性造影剤　75
咽頭痙攣　53
咽頭残留　94, 101
咽頭出血　52
インフォームドコンセント　82
ウッドルフ静脈叢　52
液体嚥下　95
嚥下機能評価　79
嚥下後誤嚥　98, 100
嚥下手技　91
嚥下障害リスク他者評価尺度　15, 16
嚥下障害リスク評価尺度改訂版　14, 15
嚥下スクリーニング検査　79
嚥下前誤嚥　98, 99
嚥下造影（VF）　72, 75, 79, 80, 87, 93, 94, 95, 106
　　──の合併症　82, 84, 85, 87
嚥下中誤嚥　98, 99
嚥下内視鏡検査（VE）　40, 79, 80
　小児に対する──　64
　　──の観察部位　55
　　──の正常所見　55

か

開口力測定　35
改訂水飲みテスト（MWST）　22, 79
ガストログラフィン　75, 84
カットオフ値　12
下鼻甲介　50
簡易嚥下誘発試験（S-SPT）　28
簡易消毒　47
感度　12, 21
顔面神経（Ⅶ）　8, 9
キーゼルバッハ部位　52
気管内誤嚥　57
偽性球麻痺　9
吸引器　49
球麻痺　9

胸骨上切痕　65
経管栄養チューブ　67
頸部回旋　102
頸部過伸展　106
頸部聴診　29
検査椅子　74
検査食　77, 88, 94
検査用食品　45
構音評価　9
咬合力測定　36
高次脳機能障害　8
喉頭蓋　55, 57
喉頭侵入　57, 94
喉頭前庭　55, 57
喉頭閉鎖機能　58
誤嚥　68, 94
誤嚥性肺炎　7, 28

さ

サクサクテスト（SST）　25, 31
三叉神経（Ⅴ）　8, 9
散乱線被曝　83
姿勢調整　89, 104
失神発作　52
湿性音　30
湿性嗄声　5
質問紙　12, 20
主訴　2, 3
上咽頭　56
消化管穿孔　86
消毒　47
食事姿勢　8
食用色素　45
水溶性ヨード系造影剤　77
スクリーニングテスト　12, 21
声帯損傷　53
声帯麻痺　57
聖隷式嚥下質問紙　13, 14
咳テスト（CT）　23
舌圧測定　34
舌咽神経（Ⅸ）　8, 9
舌下神経（Ⅻ）　8, 9
舌根の後退　65
摂食嚥下障害臨床的重症度分類（DSS）　16, 110
摂食嚥下状況のレベル（FILS）　113, 114, 117

摂食嚥下能力グレード　113
摂食状況スケール　5, 113
舌前方保持嚥下　91
全身症状　7
造影剤　75, 76
　　──の誤嚥　84
喘音　30
総鼻道　55
咀嚼嚥下　94, 101
咀嚼機能評価　37

た

体位組み合わせ効果　60
体幹回旋　90
代償手段　89
唾液の貯留　66
脱水　7
単純X線撮影（CR）　93, 94
チャイルドチェア　104
着色水テスト　30
中咽頭　57
聴診器　29
低栄養　7
定頸　105
電子スコープ　41
頭頸部回旋　89
頭頸部屈曲　89
動脈血酸素飽和度（SpO$_2$）　31
特異度　12, 21
とろみ剤　45

な

認知機能低下　8
認知能力　6
脳神経　8, 9
　　──の支配領域　8, 9

は

バリウム　74, 75
反回神経麻痺　62
反復唾液嚥下テスト（RSST）　22, 79
非イオン性造影剤　75, 77, 103
鼻咽腔閉鎖機能　56
鼻咽腔閉鎖不全　64
鼻咽頭　55, 57
光ファイバー　43
鼻出血　52

病歴　2, 4
病歴聴取　2, 3
披裂前方傾斜　58
ピンセット　49
ファイバースコープ　41, 48
フードテスト（FT）　23, 79
複合屈曲位　89
腹膜炎　86
放射線被曝　82
泡沫音　30
ホワイトアウト　59, 68

水飲みテスト　22, 27
無症候性誤嚥　62
無病正診率　21
迷走神経（X）　8, 9
命令嚥下　94
問診　2, 4

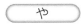

有病正診率　21

陽性造影剤　75
ヨード　74, 75
ヨードアレルギー　103
予備力　34

リクライニング位　90
リドカイン塩酸塩ゼリー　44, 51, 64
硫酸バリウム　76, 77, 84, 103

数字・欧文

3oz water swallow test　27
4D-CT　102
100 mL water swallow test　27
320列マルチスライスCT　102
CPS（Cognitive Performance Scale）　18
Cronbach（クロンバック）の α 係数　13
DSS（Dysphagia Severity Scale）　16, 110
EAT-10　16, 17
effortful swallow　91
Evans blue dye　30
FILS　113, 114, 117
FOIS　18, 116, 117
FT　23, 79
huffing　30
KTバランスチャート（KTBC）　17, 18
Mendelsohn手技　91
MNA-SF　18
MWST　22, 79
NG-tube　62
RSST　22, 79
silent aspiration　62
S-SPT　28
SpO$_2$　31
SST（Saku-Saku Test）　25, 31
supraglottic swallow　91
suprasternal notch　65
think swallow　91
VE　40, 79, 80
VF　72, 75, 79, 80, 87, 93, 94, 106
Wallenberg症候群　62
X線透視装置　73, 74

日本摂食嚥下リハビリテーション学会
eラーニング対応
第3分野 摂食嚥下障害の評価Ver. 4　　　　ISBN978-4-263-45167-0

2011年 1 月10日	第1版第1刷発行
2013年 4 月10日	第1版第2刷発行
2016年 1 月25日	第2版第1刷発行
2020年 6 月25日	第3版第1刷発行
2025年 1 月25日	第4版第1刷発行

　　　　　　　　　編　集　日本摂食嚥下リハビリ
　　　　　　　　　　　　　テーション学会
　　　　　　　　　発行者　白 石 泰 夫
　　　　　　　　　発行所　医歯薬出版株式会社
　　　　　　　　　〒113-8612　東京都文京区本駒込1-7-10
　　　　　　　　　TEL.(03)5395-7638(編集)・7630(販売)
　　　　　　　　　FAX.(03)5395-7639(編集)・7633(販売)
　　　　　　　　　https://www.ishiyaku.co.jp/
　　　　　　　　　郵便振替番号 00190-5-13816

乱丁,落丁の際はお取り替えいたします.　　　　　　　印刷・真興社／製本・明光社
　　　　© Ishiyaku Publishers, Inc., 2011, 2025. Printed in Japan

本書の複製権・翻訳権・翻案権・上映権・譲渡権・貸与権・公衆送信権(送信可能化権を含む)・口述権は,医歯薬出版(株)が保有します.
本書を無断で複製する行為(コピー,スキャン,デジタルデータ化など)は,「私的使用のための複製」などの著作権法上の限られた例外を除き禁じられています.また私的使用に該当する場合であっても,請負業者等の第三者に依頼し上記の行為を行うことは違法となります.

JCOPY ＜出版者著作権管理機構 委託出版物＞
本書をコピーやスキャン等により複製される場合は,そのつど事前に出版者著作権管理機構(電話03-5244-5088,FAX 03-5244-5089,e-mail:info@jcopy.or.jp)の許諾を得てください.